U0213613

编委会

主　编　崔学光　　　张文胜　　　马国栋　　　郎　颖

副主编　吕书群　　　杨　文　　　张敬潇

编委（按姓氏笔画排序）　　　王　欢　　　王　银　　　王惠群

　　　　　　　　　　　　刘奇杰　　　李亚亚　　　吴方园

　　　　　　　　　　　　邹从贤　　　张丽虹　　　胡　琦

　　　　　　　　　　　　俞亚君　　　高　伟　　　雍雅舒

校　对　郑建斌

大爱无疆

爱德基金会援助宁夏贫困地区医疗卫生纪实

崔学光　张文胜　马国栋　郎　颖　主编

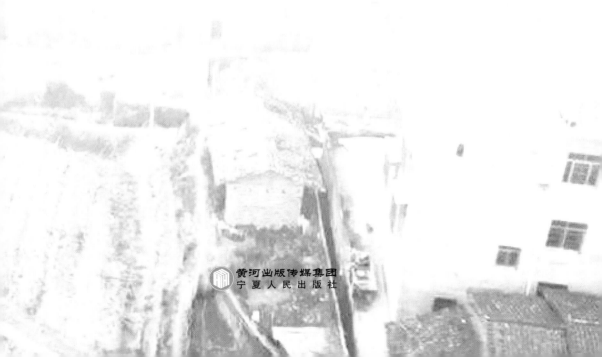

黄河出版传媒集团
宁夏人民出版社

图书在版编目（CIP）数据

大爱无疆 ： 爱德基金会援助宁夏贫困地区医疗卫生纪实 / 崔学光等主编． -- 银川 ： 宁夏人民出版社，2019.11

ISBN 978-7-227-07137-2

Ⅰ．①大… Ⅱ．①崔… Ⅲ．①农村 – 贫困区 – 医疗保健事业 – 卫生服务 – 概况 – 宁夏 Ⅳ．①R199.2

中国版本图书馆 CIP 数据核字（2019）第 276905 号

大爱无疆——爱德基金会援助宁夏贫困地区医疗卫生纪实

崔学光　张文胜　马国栋　郎　颖　主编

责任编辑　管世献　周淑芸
责任校对　赵学佳
封面设计　一　卜
责任印制　肖　艳

黄河出版传媒集团
宁夏人民出版社　出版发行

出 版 人　薛文斌
地　　址　宁夏银川市北京东路 139 号出版大厦（750001）
网　　址　http://www.yrpubm.com
网上书店　http://www.hh-book.com
电子信箱　nxrmcbs@126.com
邮购电话　0951-5052104　5052106
经　　销　全国新华书店
印刷装订　宁夏银报智能印刷科技有限公司
印刷委托书号　（宁）0015731

开本　720 mm×1000 mm　1/16
印张　12
字数　160 千字
版次　2019 年 11 月第 1 版
印次　2019 年 11 月第 1 次印刷
书号　ISBN 978-7-227-07137-2
定价　86.00 元

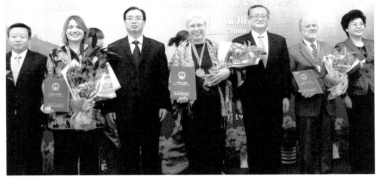

2008 年，宁夏回族自治区领导为爱德基金会专家苏珠娣（中）颁发"六盘山友谊奖"。右一：刘慧（自治区副主席），右三：徐松南（自治区党委组织部部长），左一：王紫云（自治区政府秘书长），左三：何学清（自治区人大常委会副主任）

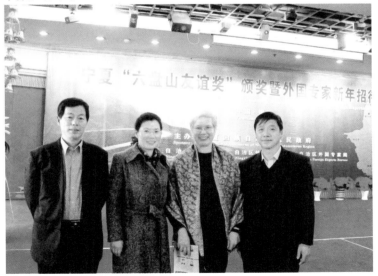

2008 年，自治区卫生厅领导与苏珠娣女士在颁奖典礼上。左一：吕书群（时任自治区卫生厅科教处处长），左二：马秀珍（时任自治区卫生厅副厅长），右一：崔学光（时任自治区卫生厅人事处处长）

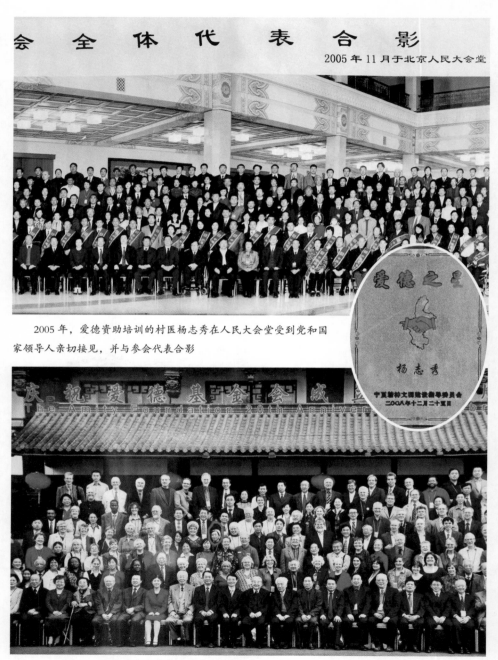

会 全 体 代 表 合 影

2005 年 11 月于北京人民大会堂

2005 年，爱德资助培训的村医杨志秀在人民大会堂受到党和国家领导人亲切接见，并与参会代表合影

杨志秀应邀出席爱德基金会成立 20 周年庆典并作先进事迹报告

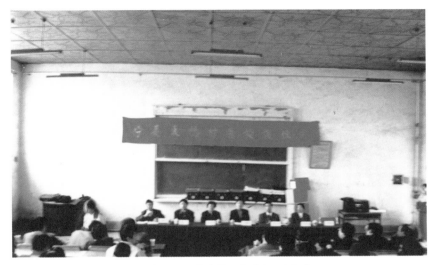

1997 年 9 月，爱德村医培训班开班仪式

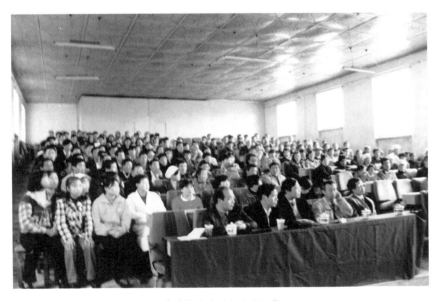

爱德村医培训班开班仪式

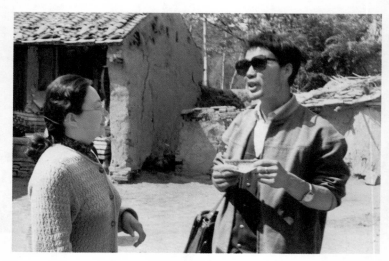

李恩临女士实地了解爱德村医工作情况

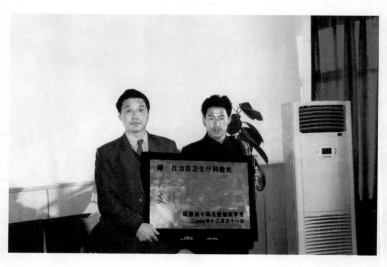

爱德学员向爱德项目办公室送来"关心山区人民健康　支持村级卫生事业"牌匾

序

2020 年，中国将迎来全面建成小康社会的新时代，宁夏回族自治区也不例外，届时将与全国人民同步进入小康社会。然而，我们决不能忘记在扶贫攻坚的道路上帮助过我们的那些人和事。

由于历史和地理的原因，宁夏西海固一直是我国著名的贫瘠"甲天下"的"三西"地区之一。缺医少药、卫生人才匮乏是曾长期困扰这个地区医疗卫生事业发展的瓶颈。1997 年 5 月，爱德基金会副秘书长兼医卫部主任李恩临，在时任自治区卫生厅科教处副处长崔学光的邀请下，亲自来到宁夏固原地区实地考察后决定把宁夏列为爱德项目省（区）。同月，爱德基金会与自治区卫生厅签订了农村医务人员培训项目协议书。爱德村医培训项目立项宁夏之后，自治区卫生厅专门成立了以刘天锡副厅长为组长的爱德项目领导小组，并在卫生厅科教处下设领导小组办公室。至今，已经走过了 20 多年的不平凡之路。从 1997 年开始培养具有中专学历的乡村医生，到 1999 年开始为了给培养出来的村医扎根家乡有用武之地援建标准化村卫生室；从 1998 年银川市贺兰县金山乡发生洪涝灾害在第一时间为其提供爱心物资援助，到 2015 年由爱德基金会发起的"公益宝贝计划"提供的爱心药包；从李恩临女士慷慨解囊救助失学儿童，到美籍专家苏珠娣女士、裴斐女士爱心建房；以及许许多多不留名的爱德人士，无私地为宁夏贫困地区医疗卫生等事业默默地传递着爱的奉献。

20多年来，爱德基金会在宁夏实施了村医培训项目、村卫生室援建项目、科技扶贫项目、儿童保健综合服务项目、妇女健康保护项目、提升贫困地区健康与卫生服务能力等6个项目。1997—2007年的十年期间共培训乡、村两级卫生人员1673人，其中：具有中专学历的乡村医生850名，培养乡镇卫生业务骨干823名，援助经费349.82万元。2000—2017年，无偿援建村卫生室190所，配备小型医疗设备131台（件），投入经费635.46万元。利用科技扶贫项目，推广了两项农村卫生适宜技术——幽门螺杆菌根除和有机磷农药中毒急救新技术。其中在固原市原州区、吴忠市红寺堡区和利通区，从6000名患有消化道疾病的农民中筛查出2864名疑似高危幽门螺杆菌感染患者进行了免费检测，对检查出的927名阳性患者予以免费治疗，并培训掌握此项技术的专业技术人员98名，投入经费63.23万元。投入443.5万元用于推广有机磷农药中毒急救新技术，培训县、乡两级急诊急救卫生专业人员513人次，对2692名村医进行了有机磷农药中毒防治知识培训，发放宣传册96000册，赠送血气分析仪20台、检测试剂及药品902盒。儿童保健综合服务项目投入经费235.3万元，妇女健康保护项目投入经费106.89万元。截至2018年，宁夏共接受爱德基金会医疗卫生援助经费2163.9万元。

爱德基金会项目已经在宁夏经历了20多年慈善之路。20多年来，爱德基金会始终秉持"促进社会发展，服务社会，造福人群"的宗旨，致力于挖掘慈善资源，募集慈善资金，实施慈善救助，传承爱德精神，一颗爱心为村民，它促进了宁夏偏远山区农村医疗卫生事业发展，尤其为改善宁夏南部山区农村缺医少药的状况作出了积极的贡献，其成果显著，令人振奋，并涌现出了许多感人的事迹。2005年，海原县罗山乡北梁村优秀女村医杨志秀在人民大会堂受到国务院副总理李岚清的接见。2008年，爱德美籍专家苏珠娣女士被宁夏回族自治区人民政府授予"六盘山友谊奖"。

愿历史不会忘记曾经为宁夏贫困地区医疗卫生事业默默奉献的爱德人！

宁夏医院管理协会会长
原自治区卫生厅副厅长　　崔学光

2019 年 11 月

目　录

引　言

　　悠久的中华文明中蕴含着乐善好施、守望相助的慈善文化传统。早在先秦时期就有了慈善思想,《周易》中提出"积善之家必有余庆"、孔子提倡的"仁"、孟子提出的"恻隐之心,人皆有之"、道家的"积善不止"、墨家的"兼爱"等都表达了最朴素的慈善思想,这些都体现了古人向善、为善的理念。与此同时,慈善事业在中国也有着悠久的传统,商汤时期实行的"饥者食之,寒者衣之,不资者振之"的赈恤饥寒举措,可视为开创中国古代慈善事业的先河。宋代创立的"养老慈幼之政"被学者称之为自西汉以来再没有比宋代规模更宏远、计划更周密、设施更详尽的慈善事业了。随着社会生产力的发展,我国慈善实践也从个别的慈善行为,逐步发展为有规模、有组织、相对有章可循的慈善行为。在民国时期,以"慈善堂""慈善会"为代表的现代意义上的慈善基金会已经出现。近代以来,我国的慈善事业得到长足的发展与壮大,尤其是改革开放之后慈善事业发展迅速，相继有中国儿童少年基金会、宋庆龄基金会、中国妇女发展基金会等一批有官方背景的公募基金会组织出现，爱德基金会也在此期间开始运营并迅速发展。1994年，我国第一家综合性的慈善组织——中华慈善总会在北京成立，成为了中国慈善事业发展的重要标志，全国各地的慈善组织和机构如雨后春笋般蓬勃而迅速发展。相比于西方百年公益慈善的积淀，中国慈善公益事业的发展历史相对较短，但俨然已取得丰硕的成果，并用其独特的方式呈现出中国社会公益慈善事业的厚积薄发。

爱德基金会成立于1985年4月，其主旨在于促进我国的教育、社会福利、医疗卫生、社区发展与环境保护、自然灾害管理等各项社会公益事业。作为中国公益慈善的重要组成部分，爱德基金会在成立至今的30多年来，始终关注和守望着有需要服务的人群，思考和探索着如何能更好地服务于这些弱势群体。从雪中送炭和西部重点扶贫，到社区综合发展和参与式发展；从"八七"扶贫攻坚和西部大开发，到精准扶贫和实现可持续发展目标，30多年来爱德基金会始终与党和政府以及社会各界保持着紧密的联系，始终为社会的弱势群体着想，在脱贫攻坚的道路上足迹踏遍了祖国的千山万水，遍及31个省（区、市）521个县（市、区），直接受益人群累计上千万人，间接受益人口超过2.2亿人。

20个世纪八九十年代，我国西部的偏远农村地区缺医少药的现象仍然相当普遍。由于交通不便利、生活贫困、受教育水平相对较低，这些地区村民的卫生保健意识相对淡薄。缺少医务人员向他们提供医疗保障和卫生教育宣传，也使得村民极易受到常见病、流行病和各种地方病的侵害。村民生了小病，无钱及时治疗，即使有钱也找不到医务人员提供相关帮助，因此形成了"小病扛，大病亡"的可悲局面，"因病致贫，因病返贫"的现象非常普遍。

宁夏南部山区是当时中国西部的深度贫困区，是需要重点扶持的地区，因此也成了爱德基金会大力援助的对象之一。1997 年 5 月，爱德基金会副秘书长兼医卫部主任李恩临，在时任自治区卫生厅科教处副处长崔学光的邀请下，亲自来到宁夏固原地区实地考察后，决定把宁夏列为爱德项目省（区）。自此，爱德基金会对宁夏回族自治区的贫困地区开展了 20 多年的爱心援助。这 20 多年来，爱德基金会为宁夏培训村医、援建卫生室、进行科技扶贫，在儿童、妇女、农业、医疗等多面展开无偿援助，这些项目的实施极大地改善了贫困地区的医疗设施条件，增强了当地人民群众的体质，加强了当地人民群众的健康保健意识。更为重要的是，这些项目的实施推动了宁夏基层医疗卫生事业的发展，也为后来宁夏基层卫生事业的发展提供了宝贵的经验。

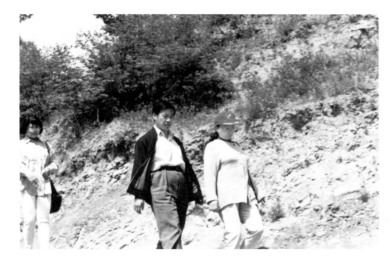

李恩临在固原考察

　　20 多年来，爱德基金会始终关心着宁夏的慈善事业，始终为宁夏贫困地区的人民提供各个方面的援助，一直传播着言爱行善、温情暖人间的正能量；20 多年来，爱德基金会一直默默地为这些需要帮助的地区、需要帮助的群体、需要帮助的个人提供着无私的帮助，阐释着何为大爱，何为爱德。

爱德慈善　伴宁远航

——爱德行慈善，温情暖宁夏

一、历史不能忘记——爱心行动之团体与个人

爱德基金会秉承着"爱以助人，德以树人；助人自助，助人发展"的核心理念展开一系列爱心行动，以团队的方式对宁夏面临的自然灾害伸出援手，在医疗卫生方面对宁夏贫困地区予以众多帮助。在爱德的团队里还有更多的个人也在用自己的力量为宁夏贫困地区的人民捐赠药品与物资，帮助他们共渡难关。

（一）历史不能忘记之爱心团体

自 1989 年起，爱德基金会每年都会援助 1~3 个重大自然灾害，旨在保护生命，帮助受灾群众及地区尽快恢复生活、生产常态，增强受灾群众及地区的灾害应对和灾后发展能力，降低灾害风险，减少灾害损失。其灾害管理工

作严格遵循国内外的人道主义救援的相关原则、行动准则以及相关的法规、政策，通过受灾群众共同参与的方式，提供紧急援助和灾后重建与发展服务。

在项目的管理过程中，爱德基金会始终坚持受灾群众是发展主体的原则，充分保障其参与项目决策管理的权利，坚持以人为本、助人自助、综合发展、可持续发展、环境保护、社会性别与发展、尊重和弘扬传统文化与地方知识等理念，并运用科学的方法管理项目。

截至 2011 年 12 月，爱德基金会已经援助水灾、地震、火灾、泥石流、雪灾等各类国内自然灾害 37 次，在包括新疆、青海、甘肃、湖南、云南、贵州、广西、四川等在内的 21 个省（区、市）开展了灾害救助及恢复重建工作。

1998 年的洪水是 20 世纪发生的一次全流域型的特大洪水，全国共有 29 个省（区、市）遭受了不同程度的洪涝灾害，受灾面积达到 3.18 亿亩，受灾人口 2.23 亿，倒塌房屋 685 万间，直接经济损失达 1660 亿元。

1998 年 5 月 20 日，宁夏全区普遍下起了中雨，局部地区甚至突降大到暴雨，贺兰山沿线形成百年不遇的特大山洪，持续将近 8 小时，贺兰县金山乡滞洪区的来洪量高达 600 立方米 / 秒。由于金山和镇北堡滞洪区库容有限，造成了决堤，致使 700 余万立方米的洪水向东长驱直入。这次洪涝灾害使受灾地损失惨重。据不完全统计，洪水共冲毁民房 9500 间，4000 多人无家可归，受灾群众多达 10 万人，受灾面积广，涉及银川、银北、银南几个市县以及 8 个国营农场，经济损失巨大。

水火无情，人间有真情。面对突如其来的特大洪涝灾害，社会各界都伸出了援助之手，爱德基金会就是其中一员。爱德基金会始终密切关注着灾区的动态，心系灾区群众，并且以最快的速度将价值 10 万元的面粉、毛毯、药品等抗洪救灾必备物资捐赠给贺兰县金山乡的受灾群众，使当地受灾群众得到了及时救助，脱离了困境。爱德基金会的善举完美地诠释了"人间处处是真情，真情时时暖人心"的真谛，更体现了其爱洒人间、德善双馨的公益理念。

（二）历史不能忘记之爱心个人

1. 宁夏爱德项目启迪人——李恩临女士

李恩临女士是爱德基金会的副秘书长，兼医卫部主任。1997年，李恩临女士第一次来到宁夏固原地区，被这里的深度贫困深深地触动了，经深度考察并向基金会汇报后，确定了爱德项目在宁夏的落地，之后多次来到这里指导项目的实施。她家住南京，有富裕优越的家庭和年幼的女儿。然而，她心系贫困大山的老百姓，一年中几乎三分之二的时间都奔波在云南、贵州、甘肃、青海和宁夏的大山之中。李恩临女士身患糖尿病，因主食不能多吃，许多饮食受限，常常会发生低血糖。她置身体于不顾，每次下来包里装着几块水果糖，翻山越岭不辞辛苦，看学员、看项目，指导项目，她用自己的一言一行感染了身边做项目的每一个人，保证了爱德项目在宁夏的顺利实施。她常说：我们花的钱都是爱心人士省吃俭用一分一分攒出来的，我们是雪中送炭，而不是锦上添花，一定要把钱花在最需要帮助的人身上，绝不能乱花一分钱……

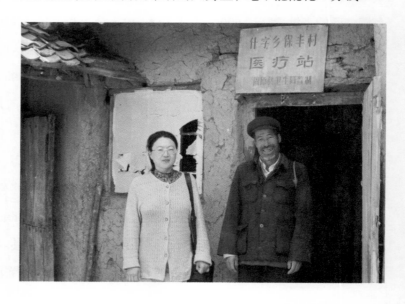

李恩临考察固原保丰村医疗站

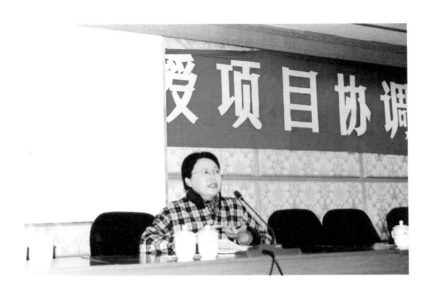

李恩临

在参加爱德基金会在隆德县举行的公益宝贝社区健康行项目的时候，得知宁夏南部山区还有许许多多因为贫困而上不起学的孩子，李恩临女士非常痛心，她决定通过自己的力量为这些失学儿童做些什么。李恩临女士联系到当地儿童福利院，申请自费救助原州区什字乡保丰村的两名失学儿童，让他们重返校园，资助他们一直到大学的所有学费。如果爱德基金会的援助项目是大爱，那么李恩临女士的善举就是小爱，"不积跬步，无以至千里；不积小流，无以成江河"，"百尺之台，始于垒土"，正是由这千千万万的小爱，才汇聚成了爱德基金会的大爱。

2. "六盘山友谊奖"获得者——苏珠娣女士

20多年来，爱德基金会以不同的形式对宁夏需要帮助的地区、需要帮助的个人进行着援助。苏珠娣女士是一位美国人，同时她也是爱德基金会的一员。这位70岁高龄的女士是一名外籍教师，学校的同事和同学都称她为美国奶奶。就是这样一位和蔼可亲的老人，用自己的实际行动积极贡献自己的力量、默默奉献着自己的爱心。作为爱德基金会的一员，她扎根中国，无私地为宁夏的慈善事业默默地奉献着。爱的传递性会让苏珠娣女士的爱心慈善精神在宁夏这片土地上生根发芽，无限地传递下去。

在 10 多年的时间里，苏珠娣女士多次自费来到六盘山区，帮助爱德村医解决实际困难。70 多岁的她不顾年老体迈，翻山越岭到贫困农民家送去温暖。还为隆德县 10 个村卫生室援助价值 20000 多元的药品；为固原市原州区、隆德县的 54 所村卫

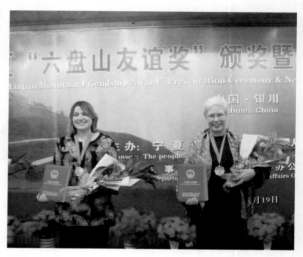

苏珠娣（右）获"六盘山友谊奖"

生室捐赠了价值达 4.6 万元的爱心物品，其中包括白大褂、诊断床用棉床垫、床单、枕巾、枕套等物品，共计 486 件（条）。为了做好捐赠物品的发放工作，她委托当地卫生局领导亲自将捐赠物品分发到村医手中。原州区官厅乡后川村村医海洋在接到苏珠娣老师捐赠的物资后，激动地说："感谢爱德基金会，感谢苏珠娣老师，你们为我们援建了干净、宽敞的村卫生室，每年两次专门送来乡亲们需要的药品，这次又送来了我们非常需要的白大褂等物品，我们一定不会辜负爱德基金会和苏珠娣老师的期望，我们会不怕辛苦，努力工作，坚持为家乡的父老乡亲们做好医疗卫生服务，并将爱德基金会、苏珠娣老师的无私援助和爱心传递下去，宣扬爱德精神，帮助那些需要我们关心和帮助的每一个人。"海洋还让卫生局的工作人员给苏珠娣老师带话："女

儿海瑞宁非常想念外国奶奶，她现在在原州区寨科小学上一年级，家离学校有 30 多公里，孩子的妈妈住在寨科负责照顾瑞宁上学，家里一切都很好，请苏珠娣老师放心。"

2008 年，宁夏回族自治区政府授予苏珠娣女士"六盘山友谊奖"。

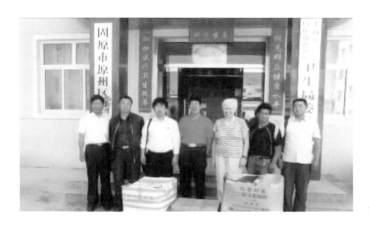

苏珠娣女士与原州区接收药品的 5 名村医合影留念

案例一　村医杨克京见证苏珠娣女士献爱心

隆德县神林乡杨野河村村医杨克京，以前长期在外打工为生。2002 年，在爱德基金会和苏珠娣女士的帮助下，杨克京参加了固原卫校乡村医生培训班，进行了为期 3 年的系统培训，回乡后又在爱德基金会的援助下，建起了村卫生室。每年苏珠娣女士都会为他所在的卫生室捐赠一些医用物资。在工作中，杨克京兢兢业业，努力用自己所学的知识，尽自己所能为杨野河村乃至邻村的百姓服务。本村的赵桂花老人，患有高血压多年，儿子、儿媳长期在外打工，家中只有祖孙二人。2008 年 7 月的一天，老人高血压病发作，孙子恰巧又重感冒。杨克京得知情况后匆忙赶到老人家中，一看家里情况，便将祖孙二人接到自己的卫生室，进行 3 天的对症治疗。二人痊愈以后，杨克京按照爱德基金会的要求，免去了他们的全部费用。

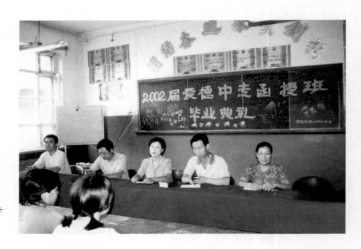

2002 届爱德中专
函授班毕业典礼

　　同村的杨治老人，已经 67 岁了，老伴去世早，家中只有老人一人。杨治老人患高血压多年，已出现脑梗死症状。2008 年 9 月的一天，杨克京的手机响了，他一看号码知道情况不妙（为了方便应急，村里一些特殊病人的家里都留有他的手机号码），就拿起出诊包急忙奔向杨治老人家中，为老人检测血压高达 180/110 mmHg。老人说话吐字也不清楚，杨克京紧急为老人做了现场处理，稳定了血压，缓解了病情。怕老人再出现状况，杨克京叫来了妻子守在老人的身边，一连照顾了 7 天。杨克京说："爱德基金会为我提供了为家乡父老乡亲服务的机会，苏珠娣女士是一位外国人，她漂洋过海为我们宁夏山区的人民提供爱心捐助，我很感动，我要将爱德的精神和苏珠娣女士的爱心传递下去。"

案例二　隆德县沙塘镇董庄村村医孙锦林

　　隆德县沙塘镇董庄村村医孙锦林于 2000 年参加了爱德乡村医生培训项目并按期取得了乡村医师资格证书。因为父亲是一位受村民敬重的老村医，但由于身体的缘故，无法独立完成村卫生室的正常工作，孙锦林毅然决然地选择继续为父亲承担起这一份不仅仅是工作，更是责任的事业。

　　孙锦林回忆他当时是隆德县一位农民，有幸得到了爱德基金会和苏珠娣女士的无私帮助，援建了村卫生室，还让他得到了系统的医疗培训，不仅使自己有了一技之长，本村居民平常看病抓药也方便了许多。这几年，又得到爱德基金会提供的免费药品和苏珠娣女士免费提供的医疗物资，使得本村一些因贫困而无钱看病、放弃治疗，造成终生遗憾的事情很少发生。尤其是孤寡老人、残障人士得到了很大帮助。

　　爱德基金会援建的村卫生室使得外来打工人员看病就医也方便了许多。孙锦林回忆，2008年的一个晚上，一阵敲门声将他惊醒。开门一看，有两个陌生人搀扶着一个50来岁的男子站在门前，看样子非常痛苦。经过询问，孙锦林了解到他们是来本乡食品加工厂打工的甘肃静宁县农民工，男子在吃晚饭时就感觉恶心、不舒服，以为是感冒就服了点自备的感冒药睡了，可是一阵比一阵严重，并开始呕吐。去医院吧，一则太远、太晚不方便，二则干活没几天，手头没钱，在这里又没有亲戚朋友，老板又不在工地，没地方借钱。工友们一打听，赶忙搀扶着病人来找孙锦林。孙锦林经过仔细询问，诊断为急性胃肠炎，便立即采取了输液治疗。经过一晚上的治疗，病人症状缓解，精神也好多了。第二天离去时，拉着孙锦林说，多亏你救了我，要不谁知道会是怎么个样，并承诺等工钱一结算就来付清医药费。孙锦林说，我也外出打过工，理解你们的难处，我这里有爱德基金会免费援助的药品，专门救助咱贫困老百姓的，我给你们垫付了，你们也不需来结算了，就安心养病，等病好了以后就放心干活去吧。病人说，听说过爱德基金会，但不知道人家有这么好的惠民措施，你一定要代我好好谢谢爱德基金会。

　　目前，固原市隆德县沙塘镇董庄村有两名村医负责为当地村民提供基本的医疗卫生服务。孙医生自述现阶段村卫生室的工作量相对较大，收入较少，工作时间也不是太固定，遇到体检或者其他服务高峰期时，经常忙到凌晨一两点。但即使这样，孙医生也没有想过放弃这份他热爱的职业。孙医生讲述从医14年经历了很多，让其记忆犹新的是，六七年前，村里有位叫杨正德的村民，由于患有急性心梗，情况非常严重，在病人家属都手足无措的情况下，孙医生立刻联系了朋友的车，紧急送往县级医院进行诊治，万幸的是发现和治疗得及时，杨正德脱离了生命危险，并且在孙医生后续的治疗中病情逐渐好转。孙锦林在基层平凡的岗位上兢兢业业地工作十几年，村民一直十分认可他的工作。孙锦林回顾自己的从医经历，感慨道：十分幸运参加爱德乡村医生培训项目，学习了很多常见病、多发病的诊断和治疗。很多病例不用上转到上一级医疗卫生机构，在村卫生室就可以诊治。培训期间学习到的知识已经最大限度地运用到了实际当中。孙医生说：如果有机会，希望可以参加更多的培训和学习，在之前的基础上提高自己的医疗水平，更好地为村民服务。

案例三　隆德县沙塘镇十八里村村医韩红霞

隆德县沙塘镇十八里村村医韩红霞，自接收爱德基金会捐赠药品和苏珠娣女士捐赠物资后，给一些付不起医药费的孤寡老人和家庭经济特别困难的农户均不同程度地发放了各种药品和物资。其中要特别提到的是村民柳喜元。柳喜元一家4口人，两个孩子年幼（一个 10 岁，一个 6 岁），妻子李小燕又因小时候家中失火而致高位截瘫。在隆德县农村家庭，一般男的出外打工挣钱，女的在家操持家务，但自家的情况迫使柳喜元只能守着薄田过日子，家庭经济十分贫寒，一有大病小病，吃药打针都得赊欠，等秋后再变卖粮食付清。一天中午，韩红霞给一位病人打完吊针回村卫生室时，路过柳喜元家门口，看见门口的李小燕躺在轮椅上，表情十分痛苦，就急忙跳下自行车跑过去问她怎么了。李小燕说她"头晕、恶心、肚子难受"。韩红霞得知李小燕丈夫和孩子都到田里收麦子去了，家里再无他人后，用自己的自行车将李小燕推到村卫生室，并诊断为急性胃肠炎，立即采取解痉、静脉输液、对症治疗，一直忙到下午5点多。当丈夫下田回来赶到村卫生室时，李小燕说感觉好多了。事后，韩红霞照例免去了所有费用，每当柳喜元说起多次减免医药费的事，就对爱德基金会和苏珠娣女士充满了感激之情。

案例四　隆德县好水乡红星村村医王耀峰

隆德县好水乡红星村一组村民杨万秀，60多岁，儿子、儿媳常年外出打工。村医王耀峰在一次做全村妇幼工作摸底调查时，途经老人的房子，发现老人一个人躺在炕上，呼吸急促、发烧。王耀峰立即对老人进行查体，发现老人已感冒数日，肺部已有感染症状。王耀峰赶忙从村卫生室拿来药品为老人进行了输液抗感染治疗。一个星期后，儿子、儿媳得知老人有病，从几百公里外赶回来时老人已痊愈。事后，王耀峰免去了老人治病的全部费用。老人与儿子、儿媳特别感激。王耀峰便对他们讲，这是爱德基金会的无偿援助，他只是起了一个传递的作用，将爱德基金会的爱传递给大家。还有红星村一组村民谢先学，妻子常年有病，家庭情况本来就不怎么样。前年又是雪上加霜，家中唯一的儿子谢利又因外伤而致腰椎骨折，失去劳动能力，家中只有靠已经60多岁的谢先学老人一个人来维持生活，生活极其困难，得病后能忍则忍、能扛就扛，不去就医。王耀峰已将他纳入长期捐助对象，多次减免他家的医药费，谢先学老人特别感动，也非常感谢爱德基金会。

3. 裴斐女士爱心建房

裴斐女士也是一位爱德基金会的外籍教师，同苏珠娣一样，她不远万里从自己的国家来到中国，将自己的爱心与善良播撒在中国。

参与爱德基金会在固原市项目援助的时候，裴斐女士得知原州区什字乡保丰村村民陈满仓一家因为经济困难，一直都住着简陋的房子，她个人为陈满仓一家提供了0.4万元建房款。拿到建房款时，陈满仓感激地说："感谢外国友人为我提供这么多钱盖房，感谢爱德基金会为我们这些贫困的人提供

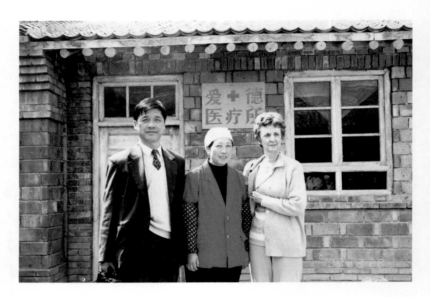

裴斐与
海原县村医
杨志秀

爱心捐助。"

虽然这是爱德基金会援助宁夏地区的一个小得不能再小的故事，但是它体现了爱德基金会"让生命更昌盛，让社会更公正，让世界更美好"的主旨。

一个人的能力是有限的，但是一个人的爱是无限的，将爱传递下去，让爱广泛传播，一群人、一个团体乃至整个社会都去做一件事，那么就会将这件事做大、做好，做成事业。千千万万像李恩临女士、苏珠娣女士、裴斐女士……这样有爱心的人推动着爱德基金会在不断地发展、不断地传递着爱。

二、成效与展望

转眼爱德基金会公益之路已经走过了 20 余载，爱之脚踪，遍及天下；德之活泉，泽润中华。"益路走来"，每个项目都蕴含着他们的深情厚谊与无私博爱的精神。在对宁夏援助的 20 多年中，爱德基金会各类援助项目的实施改善了宁夏贫困地区的医疗设施条件，促进了宁夏人民群众的健康，加强了

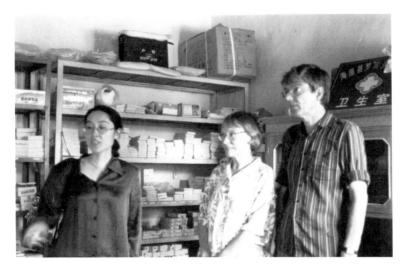

爱德基金会两名外籍专家走访海原县罗川乡村卫生室

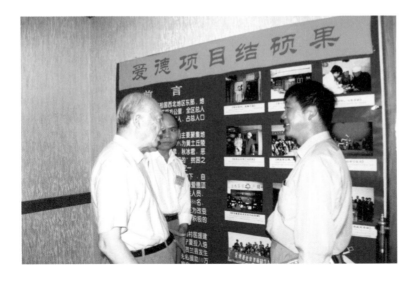

在爱德基金会成立20周年成就展上，爱德基金会秘书长韩文藻（左）参观宁夏爱德项目成果展

当地人民群众的健康保健意识，从一定程度上提高了当地群众自我保护和预防疾病的能力，改善了贫困群众的健康状况。在今后的发展中可以从以下几个方面来改善贫困地区的卫生工作状况。

在深化医改的进程中，优化卫生资源，进一步完善县、乡、村三级医疗服务体系，统筹城乡卫生事业发展，解决广大群众"看病难、看病贵"的问题。主要从建立全方位的医疗帮扶方式着手。首先，整体上做到精准帮扶，针对不同地区、不同贫困户的具体情况实施帮扶，一改以往粗放式的、集中式的帮扶方式，更进一步提升工作效率，提高医疗服务水平。其次，落实双向转诊制度，在卫生院的患者有此需求时，应为其开通"绿色通道"，优先提供诊疗和住院服务，提高救治率。最后，加大上级医院对卫生院的帮扶力度，通过人员、技术、设备等多面的支持，以提高卫生院的综合服务能力。

参考文献

[1] 姜小溪. 回望"爱的脚踪"——爱德基金会的公益慈善故事 [J]. 中国统一战线，2012（1）：74-75.

扎根泥土的白衣天使

——宁夏乡村医生培训和学历教育项目

农村卫生工作是我国医疗卫生事业的重点，关系到保护农村生产力、振兴农村经济、维护农村社会发展和稳定的大局，对提高全民素质具有重大意义。乡村医生队伍产生于20世纪50年代。当时，我国正处于经济落后、农村缺医少药的特殊历史时期。为了发展农村基层医疗保健事业，国家在各地农村成立了一支不脱产的村级卫生人员队伍。这些"半农半医"的卫生人员被群众称为"赤脚医生"。1985年，卫生部作出决定，要求各地对"赤脚医生"进行考核，凡经考核达到相当于医师水平的，改称"乡村医生"。乡村医生的整体文化程度不高，绝大多数为初中或初中以下文化水平。因此，乡村医生也就不可能具备较高的医疗素质和较好的医疗水平，相当一部分不能适应农村医疗保健方面的需要。

所以，乡村医生的教育，一直以来都被当作我国医学教育的重要组成部分，它在提高广大乡村医生的业务素质及水平方面发挥着重要作用。新中国成立以来，我国的乡村医生教育一直处于初级阶段。进入 20 世纪 90 年代，随着农村卫生事业改革与发展的逐步深入，人们对卫生服务的需求也随之不断提高，观念由"有病能治"逐步转变为"无病防病，健康长寿"。1991 年初，卫生部颁布有关提升乡村医生学历层次的文件，并指出要对我国乡村医生实施系统化、正规化中等医学教育。这意味着我国乡村医生教育进入了一个新的发展阶段。如何使学历水平较低的乡村医生能够适应飞速发展的新形势，也成为社会各方面所关注的焦点话题。

自改革开放以来，党和政府为加强农村卫生工作采取了一系列措施，农村缺医少药的状况得到较大改善，农民健康水平和平均期望寿命有了很大提高。在农村医疗保健队伍中，乡村医生是最重要的组成部分，也是最活跃、最有效的一支力量。他们深深扎根在农村，对农民最有感情，也最容易赢得农民的信任。因此，乡村医生在基层卫生工作中具有明显、独特的优势。所以，要发展农村医疗卫生事业，改变农村卫生工作的薄弱状况，就必须逐步提高乡村医生队伍的素质，使他们在农村医疗保健中发挥更大的作用。

加强对乡村医生的岗位培训，不断提高其基本素质和技术水平，这是一项长期、艰巨的任务。1997—2006 年，爱德基金会乡村医生培训项目在宁夏实施，该项目的主要目的是通过对贫困地区乡级卫生院和村卫生室专业人员进行正规化、系统化培训，提高受训人员对疾病的防治能力，以达到改善贫困地区农村人群就医环境和提高医疗卫生保健水平的目标。

一、项目简介

（一）项目背景

20 世纪 90 年代之前，宁夏的乡村医生大多都是 20 世纪六七十年代的赤脚医生，他们靠着自己积累的经验为乡村群众提供医疗卫生服务。一些比较偏远落后的地区由于经费不足，许多乡村医生很少有机会参加进一步系统的医疗培训，他们的医疗知识甚至还停留在十几年前的水平。得不到知识的更新也使得村医面对各种疾病心有余而力不足，无法为群众及时解决病痛，提供有效的医疗服务。医疗环境的老旧以及医疗设备的落后，也限制了乡村医生在村一级发挥作用。一间破败不堪的泥房，一张简陋的床，几件看病用的简单仪器，就是大多数村医给病人看病以及自己日常生活居住的地方。如此简陋的条件根本难以达到观察、诊断、治疗、储药四室分开的标准，村民们也无法获得优质的医疗服务。这种令人心酸的情形在当时的宁夏还有很多。但由于经济欠发达，培训经费缺乏保障，加之山区交通不便，村医文化水平较低，乡村医生培训面临着诸多问题，工作进展缓慢，正规化的村医培训举步维艰。值此关键时刻，爱德基金会乡村医生培训项目于 1997 年落地宁夏，并给予长达 10 年（1997—2006 年）的援助，项目主要惠及宁夏南部山区各县，如海原县、彭阳县、同心县、西吉县、泾源县、隆德县、盐池县以及红寺堡区。10 年来，宁夏南部山区的乡村医生队伍整体素质和专业水平有了明显提高，数量发生了很大变化，农村缺医少药的情况得到了明显的改善。

（二）项目的主要内容

爱德基金会宁夏乡村医生培训项目具体可分为两部分：一是爱德村医项目。1997—2006 年，共培训乡村医生 850 名，其中南部山区 731 名。二是乡镇卫生院业务骨干项目。1997—2006 年，共培训乡镇卫生院业务骨干 823 名。援助经费总额达 349.82 万元。

爱德基金会在卫生人力资源培训项目的选择方面，定位于"人人享有卫生保健"的宏观战略目标，并结合项目地区医疗卫生工作的实际状况和农村缺医少药的情况，制订出以培训乡村医生为主、兼顾短缺专业人才培训的医学教育培训方案。在培训方法及措施上，采取长期正规化、系统化教学与短期重点专业培训相结合、分层次培训与普遍提高相结合、理论学习与实际操作相结合的方法，效果十分显著，为促进项目地区农村卫生事业发展作出了积极的贡献。

与此同时，爱德基金会乡村医生培训项目结合项目地区疾病谱及学员文化程度的实际，制订适宜的教学计划、教学大纲及培训方案，且根据培训过程中学员所反馈的信息及时修订，其根本目的在于切实提高项目地区各县、乡、村医生的专业技能及专业素质。10年来，爱德基金会始终秉持培养实用型人才的基本原则，对不适宜爱德班教学的内容进行及时调整，并适当增加预防医学和社区防治的教学内容，尤其对内科、儿科、妇产科、中医药预防保健知识有所侧重。

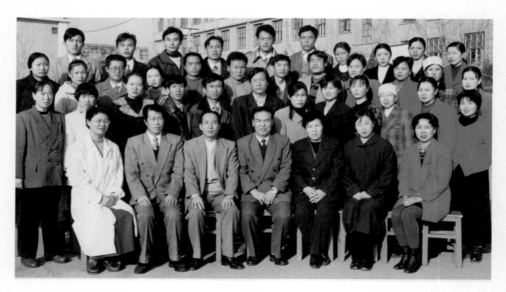

1998年11月，爱德基金宁夏98乡镇卫生院医学检验培训班留念，前排（中）为原自治区卫生厅副巡视员徐克英

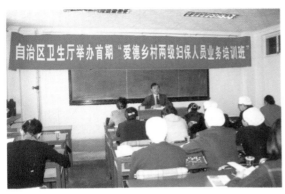

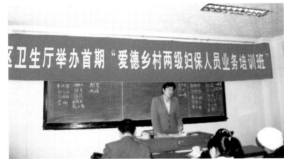

举办首期爱德乡村两
级妇幼人员业务培训班

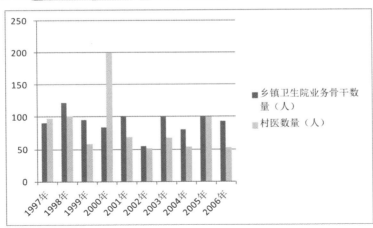

图 1　1997—2006 年爱德村医培训项目情况统计

通过培训，要求学员达到：①具有对农村常见病、多发病、地方病诊治和康复指导的能力，学会常用的中西医基本医疗诊治技术和急救技术；②能够正确、合理使用常用药品；③能够开展健康教育工作，具有一定的农村预防和卫生保健能力，引导村民改善影响健康的不良生活行为；④有一定的农村卫生管理能力和人际交往能力，了解相应的卫生法律法规。

二、项目成效斐然

爱德基金会乡村医生培训项目已经在宁夏历经了 20 多年慈善之路，它促进了农村医疗卫生事业发展，尤其为改善宁夏南部山区农村缺医少药的状况作出了积极贡献。其成果显著，令人振奋和鼓舞。

（一）乡村医生培训项目积极响应国家政策，着力发展农村卫生事业

长期以来，农村卫生是我国卫生工作的重点。我国的人口分布特征决定了卫生工作方针的重点必须放在农村。我国要实现小康社会，达到"人人享有卫生保健"的全球卫生战略目标，首先要把农村卫生工作搞上去。人才与教育问题则是农村卫生工作的关键，乡村医生是农村卫生保健工作的主要承担者，是我国农村三级医疗预防保健网的网底，其整体状况的好坏直接影响着我国卫生事业的发展。乡村医生的培训问题是否能够贯彻落实正是解决农村卫生人才问题的重中之重。《中共中央　国务院关于卫生改革与发展的决定》要求："通过各种形式培训，到 2000 年使全国 80% 的乡村医生达到中专水平。"1990 年，卫生部颁发的"十年规划"明确指出，要利用 10 年时间，在我国建立并逐步完善乡村医生教育体系，为我国培养一支素质优良、数量充足的乡村医生队伍；要求至 2000 年全国平均每个应建村卫生室的行政村的乡村医生数达到 1.2 人；45 岁及以下的乡村医生接受系统化、正规化的中等医学教育比例达到 80%。1995 年以后新上岗的乡村医生必须具有正规医学中专学历。后来又颁布了《中共中央　国务院关于进一步加强农村卫生工作的决定》

《乡村医生从业管理条例》《关于加强农村卫生人才培养和队伍建设的意见》，这些文件都对乡村医生的培训提出了更高的要求。爱德基金会乡村医生培训项目在响应国家政策的同时，充分结合宁夏南部山区的实际卫生需求，在开展学历教学的同时，又因地制宜，制订了区别于正规中专生的培养计划和方案，其目的在于切实为项目地区培养一批实用型人才。

1. 促进宁夏乡村医生教育体系得到进一步发展和完善

1990 年 4 月，继卫生部在中国医科大学建立了中国乡村医生培训中心以来，全国大部分省（区、市）都建立健全了以省级培训中心为龙头，中等卫生学校和县级卫校为骨干，县、乡两级临床实习基地为依托的乡村医生教育体系。宁夏卫校和固原卫校先后开设了乡村医士专业，然而，由于缺少经费及配套政策的支持，培养的乡村医生大多"下不去、留不住"。1997 年 5 月，爱德基金会医卫部主任李恩临亲自到宁夏实地考察后，决定把宁夏列为项目省（区）。同月，爱德基金会与自治区卫生厅签订了农村医务人员培训项目协议书。爱德村医培训项目立项宁夏之后，采取了诸多值得借鉴的做法，使得项目能够顺利实施。

一是认真组织，严格管理。爱德基金会乡村医生培训项目受到了自治区卫生厅的高度重视与鼎力支持。与此同时，爱德基金会携手自治区卫生厅相关部门负责人，成立了宁夏爱德基金项目领导小组。宁夏卫校抽调一名老师专职做项目工作，自治区卫生厅为此专门召开项目协调会。领导小组要求各县卫生局由一名主管卫生工作的副局长负责，乡镇卫生院和村委会共同组成学员推荐小组。按照文件要求，逐级审核学员资格，把好学员入学的第一关，尽可能地选择有一定文化基础、能扎根乡土、热爱村医工作、具有敬业精神的青年参加培训。为了使项目得到应有的重视，每届培训学员毕业典礼还邀请政府、人大等有关部门的领导参加，新闻媒体也做了相关的报道，这些举措都对村医培训项目的实施起到了较好的保障作用。

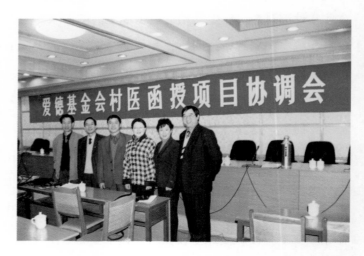

李恩临参加 3 所卫校爱德基金村医函授项目协调会。固原卫校副校长潘怀义（左一），宁夏卫校党委书记张民贵（左二），自治区卫生厅科教处长崔学光（左三），爱德基金会副秘书长李恩临（右三），宁夏爱德项目办主管杨文（右二），原州区卫校校长海正星（右一）

　　二是深入实际，严格选拔。爱德基金会在与项目地区签订协议之后，深感责任重大，同时也对项目中可能会遇到的困难以及问题进行了科学的预测。在此基础之上，爱德基金会从选点开始，派专人到有需求的农村地区尤其是南部山区进行实地考察，对各县推荐的空白村和参加学习的学员资料进行认真审核，采用抽查的办法实地进行核查，对有不符合条件者及时予以指出和纠正。此外严把招生关，每一次招生考试，爱德基金项目领导小组的负责人都亲自巡视考场，及时处理和解答考场出现的问题，同时要求各县卫生局派专人统一组织学员参加考试。每届学员毕业后，项目领导小组会派专人对学员的上岗情况进行调查。采取这些举措，不仅掌握了实际情况，也使今后的每一步工作更有针对性，预防和杜绝了一些不应该发生的问题。

　　三是坚持原则，确保质量。尽管爱德基金项目领导小组在推荐学员、入学考试、回村上岗等各环节上注意把关，但仍然有个别人和单位抱着侥幸心理，有意无意地推荐不符合条件的学员来参加报名考试。有年龄或文化程度不符合要求的；有不是空白村或急需培养的；有冒名顶替的；甚至有把城市户口

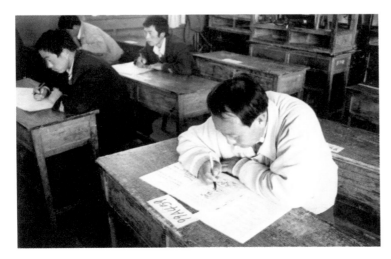

参加爱德村医考试

改为农村户口的；等等。针对这些情况，项目领导小组要求学员在入学考试时除携带准考证外，还必须携带身份证，对没有正式身份证者，要求携带临时身份证的同时，还必须交验户口本原件。采取了这些措施之后，项目的实施得到了制度上的保证。

四是狠抓教学，注重实际。村医的培训要区别于正规中专生的培养，强调实用型的技能培训，突出农村实际工作的需要。项目领导小组通过充分论证，最终选定了宁夏3所卫生机构（宁夏回族自治区人民医院、宁夏卫校和宁夏医科大学总医院）作为固定的培训机构。对正规中专医士专业的教学大纲和教学计划做了大幅度的调整，1年理论学习共完成19门课程，其中基础课8门、专业课11门。教学计划注重实践，增加预防医学和社区防治的教学内容，尤其对内科、儿科、妇科、中医药预防保健知识有所侧重。这样使学员在一年的学习中，理论与实践结合，重点突出，结业后学以致用，回到农村后能胜任工作。固原地区卫生学校缺乏教学设备，而医学课程中涉及实验操作的内容较多。为了保证培训班能达到预期目的、满足教学要求，爱德基金项目领导小组根据实际需要为固原卫生学校配备了人体解剖模型、挂图、实验用品等，保证了授课质量。针对学员年龄偏大，文化基础较差，项目领导小组要求各培训机构配备的教师既具备较高理论水平，又必须有较为丰富的临床和农村工作经验。各培训机构对任课教师也进行了认真的挑选，教学中老师们认真备课，精心讲解，耐心辅导。为了保证学员能真正学习和掌握培训内容，结业后能胜任村医工作，项目领导小组特别重视学员临床实习这个环节。在学员进入临床实习前，要求各县卫生局组织协调实习医院，将学员安排在县医院和基础条件好、管理规范的中心卫生院以及县疾病控制中心、妇幼保健院，并要求各培训机构为实习基地提供完整的实习大纲，对实习内容做明确的规定。实习基地须按实习大纲的要求，编排各科轮转表，明确各科带教老师，认真组织学员进行出科考核，并将考核结果记入学员实习鉴定表，装入本人学习档案。通过以上环节，各级带教老师圆满地完成了教学任务，受到了爱德学员和用人单位的一致好评。

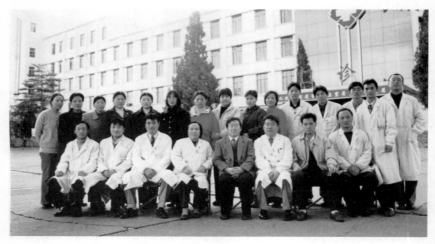

自治区人民医院1999年爱德半年制进修班结业留念

五是情系农民，求真务实。在实施项目的过程中，爱德人的事业心、进取心和无私奉献精神深深地感动了参加培训的村医们，尤其是他们对工作的高度责任感和务实精神、严谨的工作作风、高效的工作方法，无时不在强调，一定要把项目做好。为此，项目领导小组为每一届新入校的学员全面地介绍爱德基金会的工作和敬业精神。成为爱德学员，首先要有爱心，要对贫困群众和弱势人群有爱心，有为他们做实事、解决具体困难的热情。要使接受培训的村医们时刻感受到，一名合格的村医不仅要有扎实的为人民解除病痛的本领，更重要的要树立全心全意为人民服务的思想。正是在这种精神的感召下，许多学员在毕业上岗后，在平凡、艰苦的村医岗位上，作出了许多感人的事迹。

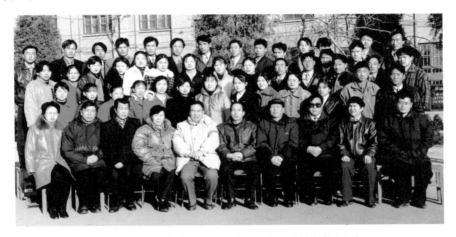

2000年1月，宁夏卫校98级爱德班乡医培训班毕业合影

案例一 大山的女儿杨志秀

杨志秀是大山的女儿，自幼生活在中国西部最贫困的山村——宁夏回族自治区海原县罗川乡北梁村。这里山大沟深，常年干旱少雨，靠吃窖水（下雨时集的水）生活。方圆40里就她一位乡村医生，承担着近4000名农民的看病和预防保健任务。杨医生在岗期间，能够独立地开展相应的工作，自她接管罗川乡的卫生工作以来，无一例孕产妇死亡，村民十分认可杨医生的医术医德。因为对医学的热爱和对当地村民的责任，杨医生始终坚守着自己的岗位。

义无反顾，无怨无悔筑梦想。

出生于1968年的杨志秀，在爱德基金会的资助下成为了一名乡村医生。1997年，她已是4个孩子的母亲，经过村里推荐，被自治区卫生厅考核录取为爱德村医学员。当时杨志秀最小的孩子才刚刚出生3个月，她将没断奶的儿子送给别人代养，卖掉了家里唯一的耕牛，说服阻止她上学的公公婆婆，义无反顾地走出了大山，走进了爱德村医培训班。

勤学苦练，持之以恒守初心。

在长达一年半的学习期，杨志秀很刻苦，几乎没有休息过一天，除了每天认真学习每一堂课外，每个周末都要到附近的医院急诊室帮助医护人员打扫卫生，以博得他们对自己的好感和信任，"偷学"打针、静脉穿刺、下胃管等操作技术。同时利用假期在固原市第二人民医院产科、儿科、内科、急诊科等科室实习了半年，并如期取得了乡村医师资格证书。如今杨志秀给新生儿做头皮针穿刺可以做到"一针见血"，是与当年的勤学苦练分不开的。毕业实习时，为了能见到更多的病例、学到更多的知识，她放弃了与丈夫、儿女团聚的机会，留在大医院实习。因为她只有一个信念，那就是回乡后能为山里人看病。据杨志秀回忆，在她当村医以前，

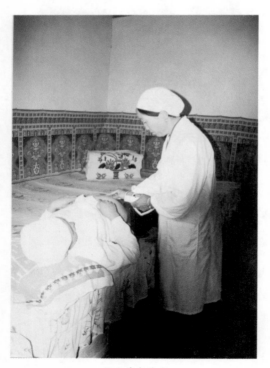

杨志秀在看病

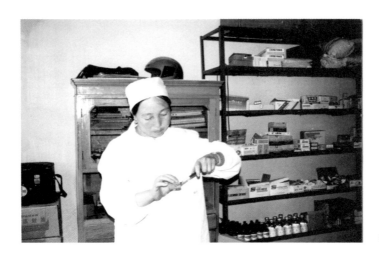

有一天正在做家务，突然听到邻居家传来阵阵哭声，她忙放下手里的活跑到邻居家。眼前的一切让她惊呆了，邻居杨大妈瘫倒在地上，炕上淌了一摊血，刚生下来的孩子还在哇哇大哭，可杨大妈由于失血过多早已奄奄一息。看到这些，她的心情久久不能平静。当时杨志秀就在想，如果她是一名医生，杨大妈也许就不会发生这样的悲剧。爱德基金会帮助她圆了当村医的梦。

如今杨志秀已工作 20 余载，20 多年来她为乡亲们防病治病，走遍了家乡的沟沟洼洼，无论白天黑夜、刮风下雨，只要乡亲们需要，她就会随叫随到。也曾有人问她"为什么要放弃自己的休息时间而为乡亲们看病呢"？她说不出大道理，只知道山里人看病不方便，乡亲们需要医生，她不能看着不管。2000 年的一天夜里，已经休息的杨志秀被一阵阵敲门声惊醒，一定是有病人来了，她忙下地开门。只见一个年轻人上气不接下气地说："快救救我的妻子吧，她难产已经晕过去了。"得知年轻人的家还在十多里地以外，杨志秀的丈夫有些为难，他说："天太晚，又冷又黑，一个女人家不方便，还是等明天再去吧。"可杨志秀看到小伙子焦急渴盼的神情，二话没说穿上大衣，背起药箱，走出家门。一路上寒风刺骨，大雪过后的山路上她几次险些滑倒，就这样花了近两个小时才赶到产妇家，顾不上休息，急忙为产妇打针助产……经过一个多小时的抢救，产妇苏醒了，孩子终于安全地降生了，全家人露出了喜悦的笑容，母子平安了。正是她的初心，激励着她勇往直前。

传递爱心，孜孜不倦尽职责。

多年来，杨志秀凭着一颗爱心走遍了家乡的山山水水，为父老乡亲们带来了健康，使许多病人化险为夷；为孩子们注射防疫针1000多次，成功地接生300多人，使9位难产妇从死神的魔掌里逃生。乡亲们说她是村里的救命星，可杨志秀觉得这一切都是她应该做的，因为她承载着爱德的爱，只要把爱德基金会的爱心传递下去，为别人带来健康幸福，她便心满意足了。

知恩图报，乐此不疲悟人生。

杨志秀十分感谢爱德基金会，也十分庆幸自己参加了爱德乡村医生培训项目。她一直教导子女做人要学会感恩，要努力学习知识。在杨志秀的教导下，儿女们都接受了高等教育。她对工作时间的安排和福利待遇都十分满意，她为自己是一名村医而感到自豪。从医这么多年，杨医生深深地体会到系统地学习医学知识的重要性，以及理论运用到实践的必要性。让杨医生记忆犹新的是，在接受培训期间，自己认真地学习和掌握了老师所教授的知识，只要有时间，就会去实地学习。工作中，杨志秀逐渐地明白了，在经济落后的北梁村没有较为先进的医疗器械，她只能通过自己反复研究病人的临床体征和一些取样，不断地积累诊断病情的经验。杨志秀也希望有机会可以参加更多的培训和学习，在之前的基础上提高自己的医疗水平，更好地为村民服务，在自己热爱的医学事业上再尽一份力量。

2. 乡村医生培训成效得到社会各界的高度认可

爱德基金会乡村医生培训项目在宁夏实施10年以来，其成果受到了村医、村民以及培训机构教师一致好评。在爱德基金会、宁夏各级卫生行政部门及受训村医的共同努力下，项目地区的医疗卫生情况发生了显著变化，村民的健康水平也得到了有效提升。

爱德基金会乡村医生培训项目受到了村医的一致好评。爱德基金会为了深入了解项目实施之后取得的积极成效，发现切实存在的问题，对接受培训的村医及时进行回访。多数村医对爱德基金会充满了感激之情，并对项目给予了充分的肯定。他们认为，爱德基金会乡村医生培训项目的培训教材选用合理，培训内容翔实，培训成果的考核具有可操作性。多数村医认为，培训对于提高自身的业务知识水平有很大帮助。与此同时，培训项目有效地提高了村医的预防保健能力，处理妇科疾病及妇女保健工作水平，增强健康咨询与指导、人群健康状况资料的收集与处理及卫生管理等方面的能力。

爱德基金会乡村医生培训项目得到了项目地区村民的充分肯定。怀有仁爱之心谓之慈，广行济困之举谓之善。爱德基金会乡村医生培训项目扎根宁夏以来，立足宁夏实际，通过长达 10 年的慈善之举，使得项目地区的村民真真切切地感受到了爱的力量与爱的温暖。爱德基金会在项目结束之后对项目地区的村民开展了问卷调查，其目的在于客观评价项目的成效，了解村民的满意度。调查显示，村民对爱德村医提供的医疗卫生服务非常满意，总体满意度达到 96.4%。其中对提供卫生服务过程中涉服务态度、治疗处理措施、解释治疗措施、征求处方意见、解释用药信息、治疗结果，满意度都在 90%以上（见表 1）。

受调查村民中，99.1% 的村民表示爱德村医在提供服务过程中尊重自己，57% 的村民认为村卫生室就诊环境较好或很好，60.4% 的村民对乡村医生的医疗技术表示比较有信心或很信任。

爱德基金会乡村医生培训项目获得了培训教师的高度赞许。村医培训实施过程中，培训教师对学员有着特殊的感情。访谈中，一位宁夏卫生学校老师说过这样一段话："通过项目的实施，我们培养了一批能扎根农村的医生，他们对解决农村医疗卫生问题发挥了很大的作用。作为培训这些村医的老师，我也感觉自己为乡村百姓做了一件实事，拥有一种从未有过的成就感。非常感谢爱德基金会，把爱心带到了贫困地区，把爱心实实在在地传到了百姓心里。"一位曾任村医培训班班主任的老师用"促进、改善、提高、加强"8个字概括了对乡村医生培训项目的评价，即乡村医生培训项目促进了农村卫生事业的发展，改善了农村缺医少药的现状，提高了农村医疗预防保健水平，加强了村医为村民服务的自信心和责任感。

表 1　村民对爱德村医服务的满意度

项　　目	很满意（人）	比较满意（人）	满意（人）	不太满意（人）	很不满意（人）	比例（%）
服务态度	55	130	139	6	0	98.2
治疗处理措施	18	125	168	16	1	94.8
解释治疗措施	14	132	172	10	1	96.7
征求处方意见	19	149	147	14	0	95.7
解释用药信息	33	169	116	10	1	96.4
最近一次治疗结果	13	144	156	11	1	96.0

3. 爱德基金会乡村医生培训项目进一步健全和完善了农村三级卫生服务体制

乡村医生工作处于农村三级卫生服务网的网底，是中国特色的提供农村医疗卫生服务的主导力量，承担着广大农村居民的医疗、预防及保健任务，对于维系农村卫生事业的可持续发展，保障农村居民健康具有不可替代的重要作用。宁夏是我国西部少数民族地区，经济发展水平相对滞后，农民收入较低，因病返贫致贫的现象十分普遍。爱德基金会乡村医生培训项目在宁夏南部山区实施之前，距离农民最近、方便农民就医的村级卫生机构长期存在资金投入不足、设施简陋、卫生服务功能低下、从业人员医术差等问题。毋庸置疑，这些因素严重制约着宁夏初级卫生事业的发展，难以使乡村医生发挥兜底作用。自爱德基金会乡村医生培训项目在宁夏实施以来，通过 10 年的不懈努力，大幅提升了乡村医生的整体水平和业务素质，扩大了乡村医生队伍的规模，进一步健全和完善了宁夏固原地区农村三级卫生服务体制。

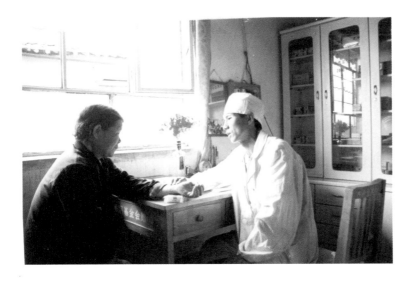

村医工作照

（二）乡村医生的整体素质和业务水平显著提高

爱德基金会乡村医生培训项目在宁夏历经 10 年的艰辛努力，促使农村卫生工作取得了长足的发展。通过培训，学员的知识得到及时的更新和有益的补充，其综合业务水平有了明显提高。1999 年，我国颁布实施了《中华人民共和国执业医师法》，为了适应该法的相关规定和要求，稳定乡村医生队伍，确保培养的学员不流失，爱德基金会又为项目地区增加了村医中专学历函授教育的内容。学历教育项目的实施，为宁夏乡村医生正规化教育注入了新的生机与活力，助力宁夏尤其是南部山区各县顺利达到上级主管部门规定的乡村医生教育指标。学员们不仅学到了应该具备的医学知识，而且十分热爱和珍惜乡村医生的职业，深受当地老百姓的欢迎，他们正在为改变宁夏贫困地区缺医少药的面貌发挥着积极作用。

1. 乡村医生队伍的总量大幅度增加

在爱德项目的带动下，宁夏南部山区各县的村级卫生机构发展势头良好。10 年来，爱德基金会共为宁夏项目地区培训村医 850 名，培养乡镇卫生院业务骨干 823 名。平均每个行政村基本上能达到一个三室分开的标准化村卫生室，在岗乡村医生与行政村的比例达到 1.2：1，与农村服务人口比达到 0.7‰。尽管项目地区大多为山区，农民居住分散，村卫生机构服务半径大，大多数都在 5 ~ 15 公里，平均每个乡村医生要承担近 1500 人的医疗卫生服务，负担重，任务大，但他们都有信心、有决心为老百姓提供健康服务。

2. 乡村医生队伍的整体素质显著提高

过去，乡村医生大都沿用"老三件"（听诊器、血压计、体温计）诊治一些简单的常见病、多发病。能开展化验、X 光检查的乡镇卫生院寥寥无几。进入 2000 年之后，国家重视和加强了基层医疗机构的投入，乡镇卫生院大都开设了生化检验和透视拍片等项目，还开展了 B 超、尿十项检验等检查项目。然而，专业技术人才的匮乏已成了当务之急。于是，爱德基金会开展了为期三个月的乡镇卫生院业务骨干培训。在项目实施过程中，先后培养了外科、麻醉、检验等业务骨干。

一方面，爱德基金会积极扩大农村卫技人员培训领域，努力培养急需短缺人才，提高乡镇卫生院人员业务素质。2005年，又将乡镇卫生院业务骨干培训项目延长为一年，培训经费为3100元/人，爱德基金会划拨给固原地区50名乡镇卫生院业务骨干培训计划。为了保质保量完成招生任务，爱德项目领导小组改变了以往按实际招生计划下达名额的办法，而是按计划的150%下达各县推荐名额，以便从中选优，从而保证了实际招生计划的落实。同时，根据项目地区的实际，提出了扩大培训专业的范围，培训班在原来外科、妇产科、麻醉科、检验科4个专业的基础上，又增加了影像、内科、儿科、急救4个专业的培训。这一举措满足了各乡镇卫生院短缺专业的培训需求，使培训人员的专业知识得到提高，卫生院的业务范围得到拓展，为当地人民提供了更好的就医环境，进一步提高了乡镇卫生院的诊治水平。另一方面，接受培训的村医中专函授学历教育稳步进行。为了巩固项目成果，继续提高偏远地区乡村医生队伍整体素质，2005年固原地区又得到爱德基金会100名中专学历函授教育援助计划。此举得到自治区教育厅的大力支持，教育厅将该计划列入宁夏农村成人中专招生计划，此举有力推动了爱德项目的健康发展。

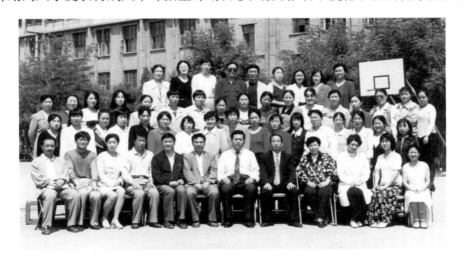

1998年，爱德基金会宁夏乡镇卫生院妇科业务骨干培训班结业留念

　　为了能使培养的村医尽快适应社会的需求，胜任工作，使村医培训与乡村医生系统化、正规化中等医学教育接轨，与《中华人民共和国乡村医师法》相适应，培训的学员绝大部分参加了项目组织的函授中专学历教育。通过认真学习，学员们基本掌握了开展农村初级医疗卫生保健工作的医学基础知识和基本专业理论知识，具有防治农村常见病、多发病、地方病的实践技能，学会了常用的中西医疗技术和急救技术，能够正确、合理使用农村常用药品，开展农村健康教育并发动村民改变不健康生活方式与行为，具有一定的农村预防、卫生保健和卫生管理的能力。乡村医生达到了正规中专水平，为以后《中华人民共和国乡村医师法》在乡村医生队伍中的贯彻实施奠定了基础。

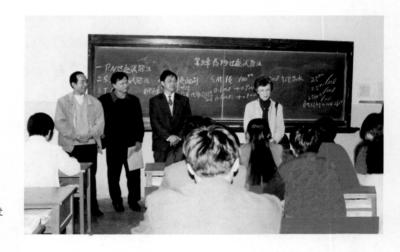

对村医讲授
医学基础知识

　　培训班毕业的乡村医生在为当地村民提供基本医疗卫生保健的基础上，结合培训所学的内容逐步扩展了其开展服务的范围。通过培训，培训结业的村医在农村承担的主要医疗卫生工作囊括以下几个方面：

　　一是计划免疫。村医按时对新出生的儿童建卡、建证，并通知接种对象到接种点进行预防接种，努力降低项目地区的婴儿死亡率。

　　二是妇幼保健。村医肩负着产前检查、产后访视、出生缺陷干预、普及新法接生、转送高危孕产妇等具体工作任务。这些工作切实提高了项目地区孕产妇住院分娩率，为降低孕产妇死亡率、婴儿死亡率作出了积极的贡献。

三是开展基本医疗服务。村医的常规工作之一便是为村民治疗常见病、多发病。由于项目地区多为山区，交通非常不便利，因此村医在处理一些紧急的情况时需要到患者家中了解详细的患病情况，这无疑加大了村医的工作难度。但这重重困难并没有成为爱德村医职业生涯当中的拦路虎，他们已将爱德的精神内化于自己的日常工作当中了。

案例二　我愿把爱的温暖送到千家万户

海洋，是一名由爱德资助的学员，现为固原市原州区官厅乡后川村村医，他十分热爱医疗卫生这个行业，能成为一名白衣天使是他一直以来的梦想，爱德圆了他的梦想，成就了他的事业。

由于后川村经济不发达，交通不便，加之十分落后的医疗卫生服务，海洋在年轻时目睹了村子里不少年轻妇女，因为生产失去了宝贵的生命，自己家中的亲人也一直饱受疾病的折磨，因此成为一名医生便成了海洋的梦想。由于中专考试失利，又恰巧对爱德乡村医生培训项目十分感兴趣，于是海洋便开始了他漫漫医路生涯。

海洋于2000年在原固原县卫校参加了爱德乡村医生培训项目，进行了为期一年的培训学习和半年的实习，并且按期取得乡村医师资格证书，之后在宁夏医科大学又继续学习了3年。目前，后川村只有海洋一名村医为591名常住人口提供医疗服务。在与海洋医生的交流中，他提到对自己工作时间的安排还是十分满意的，但是自己的收入与福利待遇较低，微薄的收入无法支撑家中正常的生活花销。即使在如此严峻的情势下，海洋医生还是在后川村兢兢业业地工作了19年。海洋本人十分感激爱德基金，感谢爱德基金提供的难得的机会，他将自己的青春献给了基层医疗卫生事业，他也用行动将所学理论知识运用于实践当中，为当地居民提供力所能及的医疗服务。

以前，由于家中本来就贫穷，还有其他条件的限制，海洋只能把诊所搬到自己所居住的窑洞里，病人也只能在窑洞的炕上进行诊治。久而久之，村民们就把海洋的家叫"炕头村卫生室"。尽管条件艰苦，但海洋并没有泄气，他依然努力地学习，治病救人。

自爱德基金会为宁夏地区建立了村卫生室、配备了医疗用品，海洋有了三室分开的标准卫生室，病人也逐渐多了起来。据海洋自己描述，自开诊所以来，有过幸福，也有过痛苦，更有过无数次催人泪下的经历。每当把一个个病人从痛苦中拯救出来，让他们得到健康快乐时，海洋就会觉得非常的幸福；但是当病人因为没有钱看病而耽误了病情，到最后以致无法挽救，海洋也会很痛苦。

但失望的背后总会出现奇迹，爱德基金会的出现可谓是雪中送炭，将大量的援助药品无偿地提供给海洋所在的村卫生室，这样一来就可以帮助那些无钱无劳动能力的村民。在海洋诊治病人的工作过程中有过太多的感人故事，至今难以忘怀，但令他印象最深的是 2005 年冬季里的一天。

那天大雪纷飞，整整下了一天一夜，封锁了所有的道路。海洋正抱着女儿和家人坐在炕头聊天，心想着这几天千万不要有病人！话还没有说完，突然电话铃声响了，海洋拿起电话，对面传来了急促的哭声。打电话的是一位老奶奶，她的孙子病了，小孩的父亲出车祸去世了，母亲也改嫁了，所以祖孙相依为命。由于道路封锁，小孩拉肚子，耽误了病情。电话那边老奶奶哭得很伤心，说她的孙子快不行了，让医生救救她的孙子。海洋放下电话，急忙拿起由爱德配置的小三件及儿科腹泻常用的一些药品，顺手拿起父亲的拐杖，在大雪中踏上通往老奶奶家的道路。

由于坡陡路滑，平时只需要 1 个小时的路程，海洋足足走了 3 个小时。到患者家已是下午 5 点多了，看着眼前的一切，海洋医生被惊呆了，家中一无所有，奶奶抱着孙子哭。经过观察，海洋发现孩子是中度脱水伴休克，孩子处于昏迷状态。海洋生怕自己能力有限，耽误了治疗，就对老奶奶说："我帮你背孩子，咱们送医院吧！"老人哭着说："路很远，又难走，我怕孩子坚持不住，你先看看吧，万一不行，我也不会怪你。"在老人的一再恳求下，海洋对孩子进行了长达 10 个多小时的精心治疗和护理，经过儿科输液、纠正脱水、控制感染，孩子终于睁开眼说："奶奶我要喝水，我要馍馍。"这时海洋才松了一口气，他知道孩子已经脱离了危险，孩子的奶奶也露出了笑脸，这时已经是凌晨 3 点了，回不了家，只能在村民家住下了。

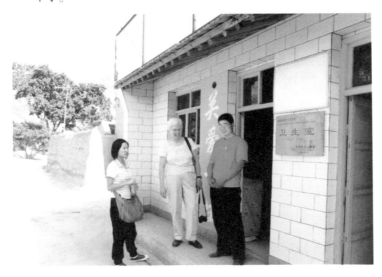

村医海洋

第二天早晨，海洋又去看了小孩，给他留了 3 天口服药，并告诉奶奶要给孩子多喝水、增加营养，注意观察，有异常情况再给他打电话。正当海洋准备回家时，老奶奶紧紧拉住他的手说："谢谢你海医生，真是太感谢你了，我真不知道该怎么报答你，你真是我们的救星，你知道吗？我只有这一个孙子，那可是我的命蛋蛋呀！看了病还不收钱，哪有这么好的事情。"

清晨的雪天很冷，但海洋的心里是暖暖的。在回家路上，海洋的心里美滋滋的，他深刻感受到了老人的快乐，也体会到了救人的喜悦。心想着，只要有爱德的帮助，加上自己的诊疗经验，在今后的日子里，他将会救治更多的病人，并将自己在爱德培训班所学的知识与技能全部用于服务当地的父老乡亲。他也愿意把爱德基金会的温暖送到千家万户，把后川村的医疗卫生服务做得更好，让每个人都健康、快乐，这就是海洋最大的心愿。

四是进行公共卫生突发事件信息报告。村卫生室是卫生网络建设的最前沿，村医能在第一时间把本村的突发事件和传染病疫情及时上报到县疾控中心和卫生局。加之培训的乡镇卫生院骨干也会加强对公共卫生突发事件的管理，共同处理本地的突发公共卫生事件和传染病疫情。

五是负责辖区内人口档案整理。随着我国基层医疗卫生水平的不断提高，村医的工作内容与职责也随之增加。接受培训的村医回到自己的岗位之后，按照有关规定为城乡居民提供基本公共卫生服务以外，还负责辖区内人口档案整理的相关工作。具体而言，主要负责本辖区居民健康档案基本信息登记簿的建立和收集，完成个人基本信息表的填写，开展对建档人群的预约工作以及协助乡镇卫生院完成本辖区居民健康档案的建立等工作，并建立疾病谱上报上级业务部门。爱德村医充分发挥了防病治病和维护农民健康的前哨作用。

六是协助村委会做优生优育宣传。培训班毕业的村医不仅担负着农村地区常见病、多发病的预防、诊断及治疗工作，同时还担负着开展儿童计划免疫、妇幼保健及健康知识宣传等公共卫生服务工作，目的在于对出生缺陷进行提早干预和提升生殖健康服务的水平，同时协助村委会做优生优育宣传工作。

3. 乡村医生的服务意识明显增强

学员入学后，除了接受理论知识及临床生产实习的培训之外，项目领导小组协调培训学校结合学员的思想状况、心理状态等实际情况对学员进行思想教育。在培训的过程中，始终以爱德精神为主题进行宣讲，介绍爱德村医的典型事例并组织观看《共享蓝天》等录像片。以安心乡土、热心为村民服务、为农村初级卫生保健工作作出突出成绩的村医为例，教育学员热爱祖国、热爱家乡、热爱村民，弘扬爱德精神，强化为村民服务的意识。追本溯源，一方面，学员多数来自当地农村地区，深深地渴望能够得到正规的教育，因此他们奋斗意识强，扎根农村，热心为村民服务；另一方面，爱德基金会为项目地区援建的村卫生室也投入使用，这极大地方便了山区群众看病就医，同时也进一步鼓舞了村医为当地老百姓服务的积极性。

（三）爱德基金会乡村医生培训项目地区村民的健康素养逐步提升

爱德基金会在宁夏扎根的10年始终贯穿"爱德精神"，使整个项目顺利完成，同时对于整个社会也产生了广泛的影响。所谓"爱德精神"归纳起来就是"三心三力"：同情心、事业心、进取心、沟通力、合作力、创新力。他们将其用在医疗卫生事业方面，帮助贫困地区农村人民获得基本医疗服务，建立和改善当地公共卫生条件。在这种精神的感召和鼓舞下，所有培训项目相关单位和个人团结合作、努力创新，使爱德基金会乡村医生培训项目得以保质保量地实施，实实在在地提升了项目地区村民的健康素养。同时，爱德基金会乡村医生培训项目为更多的非政府组织帮助和支持中国的农村卫生发展提供了一条可借鉴之路，有着深远的影响。

案例三 一腔真情系百姓 平凡岗位献爱心

梁芳丽，隆德县凤岭乡薛岔村人，初中文化程度，1998年至今担任薛岔村乡村医生。2000年，她参加爱德基金会固原卫校乡村医生培训班，2002年取得乡村医生资格证书，2004年取得乡村医生执业证书。

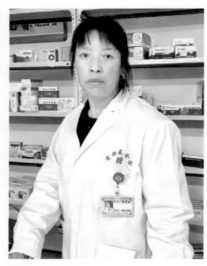

村医梁芳丽

梁芳丽十余年如一日，忠于职守，为改变农村医疗卫生面貌尽心尽责，为农村居民倾心服务，在平凡岗位上作出了不平凡的业绩，深得当地群众的爱戴，多次受到上级业务主管部门的表扬，多次被评为农村卫生工作先进工作者。

立志乡村卫生事业。

初中毕业后，梁芳丽由于家庭经济困难，上不起高中，只好回家务农。天性倔强、不甘于现状的她仍旧不断学习。

从医，也是一种偶然。一次在陪母亲去医院看病、买药时，一位老医生为她母亲熟练地望、闻、问、切，母亲的常年胃病迅速好转，于是她萌发了当一名能够救死扶伤的医生的想法。她经常忙里偷空学习相关医学知识，请求本村老村医教会她一些简单的医药卫生知识和护理技能。由于好学、上进，老村医特别偏爱她，并雇用她为本村卫生室的司药员。1998年，她如愿以偿走上了本村乡村医生的工作岗位。那时的梁芳丽由于刚结婚，需要照顾老人和孩子，还得帮丈夫操持家里的土地，日子过得又苦又累，但她仍然独自挑起全村医疗卫生工作的重担。为了尽快掌握医疗知识和技能，她一边开展工作，一边刻苦学习，勤奋钻研，虚心求教，一心一意学习医学基础理论和基本技能操作，积极参加医疗卫生部门组织举办的各类知识、技能培训。功夫不负有心人，2002年，几番拼搏的梁芳丽取得了自治区卫生厅颁发的乡村医师资格证书。从此，她信心更足，决心更坚，为了乡村医疗事业的发展，为了群众的健康幸福，她铁了心要一条道走到黑。

2000年，在爱德基金会的帮助下，梁芳丽参加了固原卫校乡村医生培训班，回乡后又在爱德基金会的援助下，建起了村卫生室。在工作中，她兢兢业业，努力用自己所学的知识，做好村卫生室的每一项工作。村卫生室的各项工作也走在了全乡的前列，得到了当地百姓的认可和上级业务主管部门的一致好评。

治病救人，情系万家。

从爱德班毕业后，梁芳丽的业务水平不断提高，深得群众的赞誉，而更令人敬佩和感动的是她那种不顾个人安危得失、呕心沥血为群众服务的忘我精神。提起她治病救人的感人事迹、感人场景，村镇干部群众如数家珍，至今难忘。2006年，三组村民、50多岁的蔺月桂在提开水壶时不慎跌倒，滚烫的开水从她的胸口一直烫到膝部，惨不忍睹。如果选择去县医院救治，一则路途遥远、不方便，二则家中经济拮据，交不起医药费，只好抱着听天由命的态度。梁芳丽得知后，赶到蔺月桂家中，在检查完伤情后，立即采取清创、输液、换药等救治措施。从这之后，她不顾风寒天冷，每天赶到蔺月桂家中，为患者洗溃换疤。为了减轻患者的痛苦，她用食油涂在纸上，再衬上薄膜，隔在患者肉体与被子之间，既防伤处感染，又保暖。患者疼痛叫喊时，她像对待亲人一样守候在身边，细心地涂抹止痛膏以减轻痛苦。经过100多天的精心治疗护理，患者痊愈了，梁芳丽及患者亲属都露出了笑容。亲属们感激地说："在大医院治，不知要花多少钱，我们治不起，只怕命难保，感谢梁医生救命之恩，而且只收了药物成本费，真是个大好人啊。"还有一回，退休老教师柳积权突发心脏病，

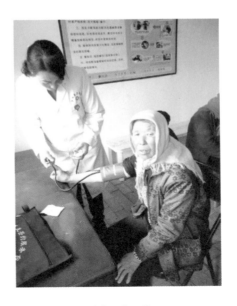

梁芳丽在工作

子女又不在身边。梁芳丽在进行简单的治疗后，立即将病人护送到县医院，经抢救脱险。老人的儿子和其他家里人赶到医院，握住她的手感激涕零。老人的儿子说："你是我爸爸的救命恩人，我们全家会一辈子记住你的。"

薛岔村人家大多经济困难，如遇上天灾人祸和病痛，更是难上加难。梁芳丽熟知村民的状况，心系着村民的安危冷暖，她的宗旨是治病救人、扶贫济困。凡一时拿不出医药费的患者，她自愿给予赊垫，遇上特别困难的就全免或部分免费治疗。历年来免收特困户患者药费近万元。梁芳丽只是一个普通的乡村医生，靠辛勤劳动创造微薄收入，日子过得并不宽裕，可她为患者排忧解难，从不计较个人得失，心胸大度，奉献爱心。担任村医以来，她恪尽职守、严谨执医，出诊2000余次，接待病人6000人次。从未出现过重大差错和医疗事故。

梁芳丽的勤奋敬业不仅大大改善了薛岔村的医疗环境，而且给村民带来了更多的方便和实惠。

热爱本职，服务群众。

乡村医生不仅承担着农村医疗、预防、妇幼保健等基础工作，还承担着本村计划生育联络工作。吃的苦多，跑的路更多。责任大，但是得到的却很少，梁芳丽热爱本职工作，脚踏实地，竭尽全力做好工作。

一是保质保量地完成妇幼保健、儿童免疫规划建卡、接种、统计报表、传染病管理及儿童健康检查、营养评估等儿童系统管理工作。近几年来薛岔村儿童免疫规划建卡率始终保持在100%，国家免疫规划程序中单苗接种率达99%，结核病管理全程督导率达100%，孕产妇住院分娩率达100%，早孕建卡率达100%，村民参加新型合作医疗参合率均保持在95%以上。孕产妇系统管理率为99%，无一例孕产妇及新生儿死亡。二是积极主动地开展健康教育促进宣传活动，经常利用村民开会时间、田间地头、出诊等机会向广大群众宣传季节性传染病、慢性病等的预防治疗知识，孕产妇系统保健，新型合作医疗政策等，使广大群众对卫生知识的知晓率有了很大的提高，增强了广大群众防病治病的意识。

　　寒来暑往，从医十余年。梁芳丽信守着"医乃仁术"的古训，坚守着她的村卫生室、坚守着她的乡亲。她也得到了村民的赞许、认可和业务主管部门的充分肯定，多次被评为先进工作者，乡亲们也给予了她最质朴、最真诚的评价——"我们已经离不开她了"。梁芳丽深情地说：我的工作能取得些许成绩，靠的是党的好政策和乡亲们的支持与厚爱，多为村民出点力、办点实事是应该的，这样我也乐着！简单、朴实的话语，充分反映了一名基层医务工作者服务群众、情系万家的大众情怀。

　　1. 切实提升了项目地区开展村民卫生服务的能力

　　项目实施期间，爱德基金会每年制订新的培训计划，且对已经毕业的学员进行及时的回访，保障项目的顺利开展。据对毕业学员的追踪调查显示，大部分爱德村医十分热爱本职工作，许多学员在极其艰苦的条件下克服困难，创造条件开展工作，除了能对一些常见病、多发病及时地进行处理外，还能

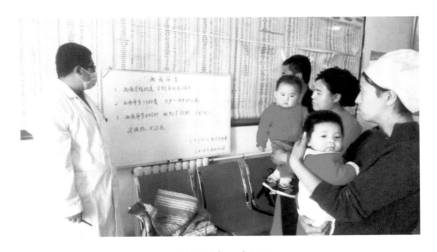

为村民讲解医疗知识

协助乡镇卫生院开展预防保健和健康教育工作。有的学员还能抢救危重病人、处理难产，挽救了不少濒临垂危的农民生命，他们深受老百姓的欢迎和爱戴，为项目地区村级卫生组织输入新鲜血液，使得村民足不出村便可获得基本的医疗卫生服务。

2. 显著提高了项目地区村民的健康知识水平

培训班结业的村医们返回岗位之后，力争立足岗位，切实服务群众，将自己所掌握的理论知识传授给辖区内的村民，携村民共同投身到提升乡村卫生事业的工作当中。村医们能积极主动地开展健康教育与健康促进宣传活动，使广大群众对卫生知识的知晓率有了很大的提高，增强了广大群众防病治病的意识，提高了项目地区村民的健康知识水平。

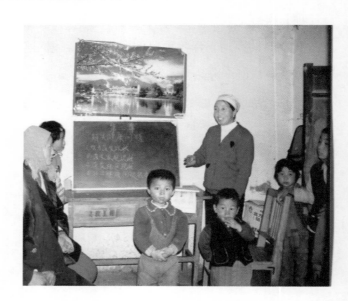

村医杨志秀为
村民讲解健康知识

3. 有效缓解了项目地区村民缺医少药的窘境

村医培训项目实施前一些村庄没有村医，村民到乡镇卫生院看病要走上几十公里的山路，交通非常不便，很容易延误病情。在 1997 年接受爱德村医培训项目之前，项目地区乡村医生小学文化、年龄在 50 岁以上者占 48%，大多数是 20 世纪 60—70 年代经过 3 ~ 12 个月的短期培训人员，达不到全国乡村医生平均配比，女乡村医生占的比例更少，个别偏僻乡村根本就没有医生，不能满足农村医疗、卫生服务和健康教育等卫生工作需求。村医培训项目共培养了 850 名村医以及 823 名乡镇卫生院骨干。学员毕业后，多数返回自己的岗位，继续为发展基层卫生事业作出贡献，有效缓解了项目地区村民缺医少药的窘境。现在 80% 的学员都在村卫生室工作。

三、继往开来，开创乡村医生教育工作新局面

爱德基金会乡村医生培训项目在宁夏实施 10 年来成果显著，项目地区尤其是宁夏南部山区乡村医生的数量明显增加，业务素质有效改善，使农村缺医现象总体上得到很大缓解，乡村医生在保障农民健康方面发挥了不可替代的作用。但是，在肯定成绩的同时，还应清醒地认识到乡村医生教育工作还存在诸多不足，任务依然艰巨。《中共中央　国务院关于卫生改革与发展的决定》明确指出："卫生改革的目的在于增强卫生事业的活力，充分调动卫生机构和卫生人员的积极性，不断提高卫生服务的质量和效率，更好地为人民健康服务，为社会主义现代化建设服务。"农村卫生工作和乡村医生教育关系我国广大农民的健康和我国现代化建设的进程。因此，加强乡村医生教育，不断提高农村卫生保健工作水平，应坚持新时期卫生工作方针，解放思想、锐意改革、开拓进取，努力开创宁夏地区乡村医生教育和农村卫生工作的新局面。

20 多年来，爱德基金会在宁夏取得令人振奋的成绩的同时，也应该认识到，在前进的道路上还有许多困难和问题。审视当前，机遇和挑战并存。慈善事

业方兴未艾、任重而道远。

21世纪以来，面对社会思想多元化、利益多元化、需求多样性等的变化，爱德基金会也应顺应时事，积极应对各种机遇和挑战，在资金的募集、项目的甄选、运营的管理等方面不断创新，让有效的慈善资源发挥更大的社会效益。

参考文献

[1] 胡小川. 从赤脚医生产生、发展的历史看乡村医生培训 [J]. 西北医学教育，1997（15）：213-215.

[2] 赵梓铭. 对中国乡村医生现状及其培训情况的研究与建议 [J]. 山西医药杂志，2018（7）：1594-1596.

[3] 何堡玉. 福建省2001—2010年乡村医生教育探讨 [J]. 中国实用乡村医生杂志，2001（1）：2-3.

[4] 戴秀英. 宁夏农村村级卫生服务现状分析 [J]. 中国公共卫生，2006（10）：1159-1160.

[5] 刘长山. 强化乡村医生培训，努力提高农村卫生服务水平 [J]. 中国乡村医药杂志，2006（6）：79-80.

[6] 邵茂根. 上海市乡村医生教育的回顾、现状及对策 [J]. 卫生职业教育，2001（11）：52-53.

[7] 邵湘宁，聂绍通. 试论我国乡村医生的现状和培养模式 [J]. 中医药导报，2005（2）：64-66.

[8] 徐媛媛，吴久玲. 卫生部—联合国儿童基金会灾后妇幼卫生重建支持项目介绍 [J]. 中国妇幼卫生杂志，2012（2）：112-116.

[9] 杨佳，吕兆丰，王晓燕，等. 我国乡村医生继续医学教育现状和需求调查 [J]. 医学

教育园地，2014（6）：90-92.

[10] 吕兴权 . 我国乡村医生教育改革与发展的探讨 [J]. 医学教育，2002（2）：45-47.

[11] 吉子伍来 . 引进项目培训人才——爱德基金会为凉山培训卫技人员见成效 [J]. 中国卫生事业管理，1998（8）：446-447.

雪中送炭　爱心无限

——助力基层医疗环境建设

一、宁夏村卫生室的建设

为了使培训出的爱德学员有用武之处，爱德基金会又开始了"扶上马，送一程"的援助措施，主要对毕业后回到村上的爱德学员援建村卫生室。宁夏是爱德基金会村卫生室建设项目的重点援助地区，也是首批援建村医卫生室的试点省区。2000 年，首批选定在宁夏原州区和海原县 15 个村进行试点，并于当年建成。2001 年，爱德基金会又决定在隆德县、同心县、原州区再援建一批村卫生室。爱德基金会援建村卫生室的经验是，必须要有共同参与意识，以便使建成的卫生室更能被珍惜和有效利用。起初，为每个村卫生室投入援建经费 5000 元，由村民委员会无偿提供建设用地，由村医出劳动力和不足经费，以体现"共同参与，更加珍惜项目"的援助精神。建设标准是三室分开、不少于 45 平方米的标准化卫生室。建成后再为每个村卫生室投入 3000 元的必需医疗设备，包括药柜、高压消毒锅、检查床等"十小件"。第二批村卫生室援建时间相对集中，范围从山区逐步扩大到川区，投入经费和建设标准也逐渐提高。

自治区卫生厅领导对此项工作极为重视，进行了认真部署，在每次项目确定前都派专人实地考察摸底。所有受援对象都是经爱德基金会无偿援助培养出的乡村医生，他们所在的村是当地最贫苦最缺医少药的村。在建设村卫生室过程中，卫生厅科教处负责项目的工作人员杨文老师不顾疲劳翻山越岭，几乎走遍了要援建的每一个村卫生室。援建点的村医和村民十分感激爱德基金会为他们做的好事。每当建成一所新的卫生室时，村民们燃起鞭炮，高兴得像过节一样，庆祝本村能有自己的卫生室，再不用为打针吃药而走几十里山路。乡村医生纷纷表示，一定努力工作，为改变家乡缺医少药的面貌贡献自己的力量，以实际行动回报爱德基金会和卫生厅给予他们的支持。新落成的村卫生室都是统一标准，红砖青瓦，三室分开，成了本村最"豪华"的建筑。爱德基金会项目官员贺丛佩老师目睹了这一切后，感慨地说："宁夏的村卫生室项目真正落到实处了，体现了爱德基金会'雪中送炭'的精神。"他还表示回去后一定把看到和听到的故事讲给国际友人，争取更多的资金支援最需要帮助的人们。2000 年，首批建成的 15 个爱德村医卫生室在宁夏南部山区引起了极大反响。2001 年，隆德县、同心县获得资助并建成 30 个村卫生室。2002 年刚刚开春，固原市 8 个村卫生室建设工作启动……爱德基金会助力的村卫生室建设项目为当地医疗服务体系注入了新的活力，并获得当地居民的广泛赞誉。随着工作的不断积累，爱德村卫生室建设项目在宁夏越做越大，惠及村民的范围也越来越广，为改变宁夏村卫生室条件简陋、村民缺医少药的落后面貌作出了巨大贡献。2002 年 1 月 3—8 日，爱德基金会项目工作负责

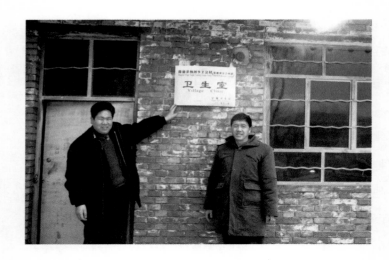

原自治区卫生厅科
教处处长崔学光为新建
成的村卫生室挂牌

人与自治区卫生厅有关领导对南部山区的村卫生室建设项目进行了实地考察，为刚刚落成的 28 个村卫生室挂牌，并到固原卫校看望了正在参加 2000 级爱德村医毕业考试的学员。

村卫生室建设项目在宁夏一直延续了 18 年。2012—2013 年，村卫生室建设专项项目以吴忠市利通区瓜尔渠村、中卫市中宁县关帝村和吴桥村为项目点，投入经费分别为 10 万元、8.5 万元、8.91 万元，资金累计 27.41 万元。此外通过"丰盛的生命"项目为石嘴山市平罗县建成 5 所村卫生室，吴忠市利通区建成 1 所，中卫市中宁县建成 1 所，固原市西吉县建成 1 所。所建村卫生室分为 80 平方米和 100 平方米两种规格，其中 80 平方米的村卫生室每间建设经费为 8 万元，100 平方米的建设经费为 10 万元。

第三批村卫生室援建以"公益宝贝计划""乡村医疗计划"项目为依托，于 2015 年分别在石嘴山市平罗县、吴忠市利通区、中卫市中宁县各建成 1 所村卫生室，在吴忠市红寺堡区建成 10 所，固原市西吉县建成 2 所，共新建 15 所。2016—2017 年，分别在吴忠市利通区、红寺堡区，中卫市中宁县援建了 15 所村卫生室。此次援建标准有所提高，80 平方米村卫生室投入达 10 万元，

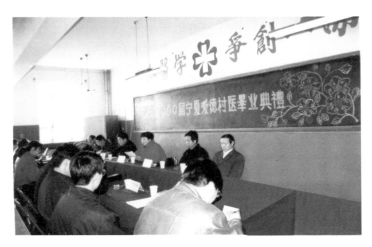

原自治区卫生厅
副厅长薛塞峰（中）
在 2000 届爱德村医
毕业典礼上致辞

100 平方米的投入达 12 万元。新援建的村卫生室采用整齐划一的外观设计，全部是砖瓦房，在偏僻的山村格外显眼，成为山村中的标志性建筑。

截至 2017 年，爱德基金会共为宁夏建设标准化村卫生室 190 间，并为新建成的村卫生室全部配备了医疗设备，总共投入经费 635.46 万元，为宁夏村级卫生组织建设作出了重要贡献。

二、村卫生室的管理和运营

所有无偿新建的村卫生室，建成后实行所有权和使用权分离的管理体制，从而达到相互制约的目的，避免产权所有人或使用者单方面擅自改变卫生室房屋用途。其所有权归各县卫生局，使用权归村医，村医个人投资部分按使用年限每年十五分之一折算。若有村医擅自出租、出售或转让村卫生室，县卫生局有权追回无偿援助的全部资金，并处罚违约金。

为了加强对新建村卫生室的管理，自治区卫生厅开展了一系列行之有效的工作，包括：强化村卫生室制度建设，规范乡村医生从业行为，加强村卫生室业务、财务、药品等方面的规范化管理，加强乡村医生业务能力培训，严格执行自治区药品"三统一"政策等。县级卫生行政部门定期对乡镇卫生院和村卫生室进行工作督导与考核。村卫生室的日常管理与运营由乡镇卫生院与村医共同负责。乡镇卫生院负责对村医和村卫生室的各项医疗工作进行业务指导，负责后续药品、器械使用管理以及绩效考核等，以落实乡镇卫生院和村卫生室行政、业务、药械、财务和绩效考核的一体化管理工作。这些规定和要求为村卫生室建成后的有序、高效运行提供了组织和制度保障。

三、免费配备医疗设备与用品

由于宁夏的村卫生室大多基本设施缺乏，为了使培养出的村医能回村尽快开展工作，爱德基金会又采取了"扶上马再送一程"的援助计划，为每个村卫生室配置检查床、输液设施、听诊器、血压计、身高体重计、接种包、出诊箱等10多种医疗器械。为了保障村卫生室基本医疗工作的顺利开展，爱德基金会在2000—2015年还通过村卫生室设备配备专项项目、村卫生室建设项目，先后为村卫生室捐赠配套小型医疗设备，包括药箱、消毒锅、产包、外科器械等，总价值达11.87万元。此外，还通过其他医疗援助项目捐赠呼吸机、血气分析仪、骨密度测定仪、婴儿蓝光治疗仪等医疗设备。自治区卫生厅项目办公室组织捐赠物品发放工作，派专人专车将物资送至接受捐赠村卫生室所属的县卫生局，由卫生局领导亲自将获赠物品发放到村医手中。

购买药品是村民到村卫生室寻求的主要医疗服务之一。然而，由于资金缺乏或交通不便，宁夏农村地区尤其是南部山区，药品资源短缺问题比较突出，村民最基本的医疗服务难以得到保障。为了满足偏远贫困地区村民的药物需求，爱

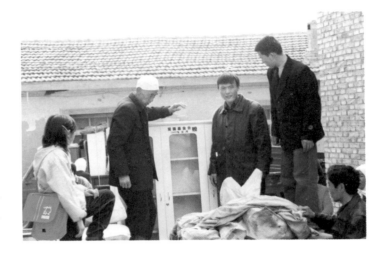

爱德基金会
为村卫生室配备
医疗设备

德基金会自 2005 年开始，分别于 2005 年 6 月，2006 年 8 月，2007 年 7 月、11 月，2008 年 8 月、12 月，2009 年 8 月、12 月，2010 年 8 月、12 月，为固原市原州区、隆德县的 10 余个村卫生室捐赠药品款近 13.5 万元，此外还为宁夏其他 142 所村卫生室捐赠药品款 17 万元，累计捐款近 32 万元。受援助的村卫生室根据相关要求，为本村残疾、孤寡、低保户等困难村民进行免费的疾病诊治并发放免费药品。截至 2011 年，所有项目地区累计救助贫困村民 1624 户 2951 人次。

为了能管好用好这些药品，使它们真正用在无力支付医药费的村民身上，自治区卫生厅特制定了村卫生室免费药品的使用规定，要求卫生厅项目办公室负责药品统一采购，县卫生局负责统一配发，乡镇卫生院进行日常监管；每半年配发一次，制定药品清单一式三份，卫生局、乡镇卫生院、乡村医生在收到药品后分别签字；乡村医生认真填写使用免费药品人员名单、处方；村医每半年提交一份免费药品使用情况汇报。在实际发放过程中，村卫生室利用卫生局项目办制作的药品发放花名册逐个登记，并与处方相对应。接受药品捐赠的村卫生室根据卫生行政部门的相关要求，为本村困难村民提供免费的疾病诊治并根据实际需要发放药品。这些药品为当地老百姓，特别是那

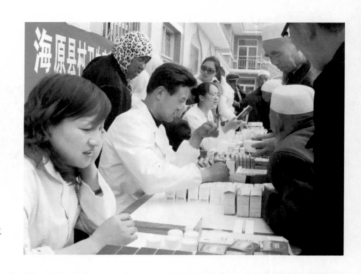

为老人发放
免费药品

些急需医疗服务的村民提供了及时有效的帮助，很好地解决了他们买不到药、吃不起药的实际问题。

四、明确村卫生室建设项目工作的责任主体

为做好村卫生室建设与日后管理工作，爱德基金会与宁夏回族自治区卫生厅、各县卫生局、村医签订四方协议，各方按照协议要求履行各自职责与义务，确保卫生室建设按期保质完成，充分发挥其医疗服务职能。爱德基金会作为投资主体，负责审定筹建村卫生室项目点的资格及预算，筹备通过审定的村卫生室的建设经费；负责对村卫生室工作的评估。自治区卫生厅负责提供待建村卫生室项目点的有关资料及初步预算；负责辖区内各爱德资助村卫生室的宏观管理及监督工作，每年度提供各受助卫生室使用及人员情况的反馈报告。此外，自治区卫生厅还成立专门工作组，负责村卫生室建设工作的统一管理与督导。各县卫生局协助村医做好村卫生室的筹建工作；扶持、指导村医搞好村卫生室的医疗服务；负责做好村卫生室固定资产的监管工作；

每年度将卫生室的使用及人员情况以书面形式上报自治区卫生厅。各县卫生局作为辖区村卫生室标准化建设的责任主体，其具体工作有：组织安排开展村卫生室建设的前期摸底和准备工作，保证选点的合理性及建设用地的供给。审核村卫生室建设经费预算的合理性与准确性，细化资金核算条目，确保经费用于实处。监督村卫生室的建设情况与工程质量，确保村卫生室按照预期计划顺利完工，并保证建筑质量符合相关标准；依据村卫生室统一建设标准，对功能区布局设置进行指导、审核，在村卫生室建成后及时组织验收。保证村卫生室建成后的正常使用，乡镇（街道）和村（居）委会不得随意挤占村卫生室业务用房。村卫生室投入使用后，定期进行业务监管与医疗服务技术指导，并对其他常规工作开展督导，确保村卫生室能发挥农村医疗服务网底的主要作用。签约村医要坚守岗位，做好本职工作；须妥善使用及维护村卫生室的一切财产，不得将资助的房屋及设备挪为他用；村卫生室属公益事业资产，村医不得以任何理由出租、转包及转卖他人；每年应将工作及村卫生室运转情况以书面报告形式上报爱德基金会和自治区卫生厅；此外要协助上级主管部门做好村卫生室的考核评估工作。

案例一　黄滨村的王大妈，发现自家门前闲置很长时间的一块空地上，最近机车轰鸣、人声鼎沸，一派繁忙的景象。好奇心重的王大妈，待工人闲暇时上前询问：“你们忙哄哄的，这是盖啥呢？”工人们逗趣说：“你猜，哈哈。你们村有福喽，这是给你们盖新村部、新卫生室呢。”王大妈一听是一脸喜色，非常高兴，正好今天想去村卫生室量下血压，顺便问下村医刘青是怎么回事。爱德村医刘青见王大妈过来，上前笑着说：“您老这是来量血压啊，降压药现在按时吃吗？”王大妈笑着说：“吃呢，听你的，按时吃，没断过，这不听你的过段时间来量下血压嘛。”刘青给大妈量完血压，说：“你最近血压平稳，但是不能断药，也要经常锻炼。"随后，王大妈和刘青闲聊："闺女，听说我家门前那块空地，要盖新卫生室了？"刘青笑说："您老消息还挺灵的。县卫生局领导考虑到我们村卫生室长期租赁房屋开展医疗卫生工作，业务用房不固定、诊疗环境较差、群众看病不方便，今年争取到了爱德基金会捐助资金，要新建卫生室。这不前段时间卫生局领导和村支部书记还下来调研，说是要把村卫生室和村部放一块建设呢。"王大妈听后是连连说好："闺女，这回你的苦日子到头了，我们也有好地方看病了，你光有好的看病技术不行，还要有好的诊室。你现在的卫生室一直租房，房子小不说，还老换地方，我们来看病实在是不方便，再说每逢儿童接种疫苗或看病的人多，我们都没地方待。"刘青笑着说："可不是，等新卫生室盖好就好了。这也要感谢爱德基金会、县卫生局领导和村支部书记啊，要不是有这些好心人的帮助，我们还不知道要盼到什么时候呢。"

爱德基金会早期援建的村卫生室建设基本要求是：建筑面积不得少于45平方米，三室（诊断室、治疗室、药房）分开，砖木结构（松木檩椽），钢门钢窗。随着援助水平的提高，后期援建的村卫生室依据《宁夏回族自治区村卫生室标准化建设设计方案》，服务人口在2000人以下的卫生室建设面积为80平方米，2000人以上的为100平方米，并且达到5室分开（内设诊断室、治疗室、储药室、观察室、公共卫生室），进一步改善了当地村民的就医环境。卫生室建设项目工程严格按照计划安排实施并保证按时竣工。项目工程实施中自治区卫生厅外援办高度关注，多次派专人到各个项目点实地了解建设情况，并提出合理化建议。各市卫生局和责任卫生院按照项目施工协议书要求，认真履行职责，督促施工方按要求施工建设。村卫生室建成后由建设单位、施工单位、监理单位、设计单位、质监站、村卫生室上级乡镇卫生院、村委会、村民代表、村医共同验收，得到统一合格验证意见后交付该村村医使用。

为保障工程质量，村卫生室所属的村委会及乡镇卫生院定期对建设情况进行督导。自治区卫生厅科教处和爱德基金会对工程质量进行检查、验收，对如期保质保量完成工程的县卫生局给予表扬，反之，对不能按时完成或施工质量有问题的，视情节予以通报批评甚至追回建房用款。

案例二　村卫生室建设是为民办实事的民心工程，受到当地居民的热烈欢迎和密切关注。

中宁县石空镇关帝村村民魏发兴，一天发现有人在村部院子里盖房子，急忙上前询问，听说是给关帝村盖卫生室，非常高兴。为了弄个明白，他立即到村医那里，详细了解事情的来龙去脉。得知是由爱德基金会为了改善当地办医条件而捐建卫生室后，魏发兴激动地对村医说："你看看你现在的卫生室，地地道道的危房，墙基碱化剥脱，屋顶夏天漏雨，冬天钻风，你害怕不害怕？难受不难受？我们可很是为你担心。这次建的卫生室结实、宽敞，以后在这么好的环境里看病，病都好得快。"自此以后，魏发兴隔三岔五就到工地上转一转，看一看。工地上的人调侃他说："又不是给你干活，你来做啥？是不是老板给你发了工资，你这么认真。"魏发兴淡淡地一笑："这是我们村老百姓的福音，我当然要来看了，以后看病就不用发愁了。"

案例三　尊敬的爱德基金会及全体工作人员：

你们好！2011 年 4 月，我们又收到了爱德基金会为贫困山区群众捐赠的爱心药品，你们关注村民健康的热情、关心村民幸福生活的品质，使我县村民特别感激，这里我们代表全县受益村民衷心向你们说一声：谢谢！

贵会是一个致力于推动贫困地区扶贫发展、环境保护、教育、公共卫生、社会福利以及灾害管理工作的慈善机构，每年都为贫困山区经常性地帮扶和捐赠服务，开展多种形式的爱心活动，关注民生，关心母婴。老百姓深感你们的温暖与伟大。你们用一颗慈善的心呵护着山区贫困百姓。我们作为爱德培训的村医感到无比骄傲和自豪，会将你们的爱心传遍山区各个角落，使贫困居民心中开花。我们再次代表山区贫困百姓向贵会作出的贡献表示衷心感谢，向爱德基金会全体工作人员致以最崇高的敬意！

隆德县全体爱德村医

2011 年 4 月 5 日

表 1　2000—2005 年援建村卫生室统计情况（间）

时　间		2000 年	2001 年	2002 年	2003 年	2004 年	2005 年	合　计
山　区		15	30	8	15	32	42	142
固原市	原州区	8		8		6	10	32
	泾源县	6				10		16
	彭阳县				15			15
	西吉县					8		8
	隆德县		20				5	25
中卫市	海原县	1				8		9
吴忠市	同心县		10					10
	盐池县						27	27
川　区						3	4	7
吴忠市	利通区					3		3
银川市	月牙湖乡						4	4
合　计		15	30	8	15	35	46	149

五、村卫生室援建项目的重要意义

　　加强村卫生室及其卫生服务能力建设是全面实施新型农村合作医疗制度的重要保障，是促进区域卫生发展、开展健康扶贫的关键举措，更是社会主义新农村建设、构建和谐农村改革发展的迫切需要。它直接关系民生问题，与政府向"公共服务型"转变的执政理念是完全一致的。爱德基金会在雪中送炭、共同参与的原则下献策出力，通过开展同海内外的友好交往，促进中国医疗卫生事业的发展。其所推行的村卫生室援建项目，为目标村建立了一批安全、洁净、宽敞的基本医疗专业场所，并配备诊疗必需的设施，有效缓解了当地村民缺医少药的问题，改善了基本医疗服务的可及性、便利性与安全性。项目的实施有助于以村卫生室为平台为村医提供培训，有利于提高村医专业技能水平、规范医疗服务流程，进而增强农村基层医疗机构服务能力。一间间村卫生室的建立，极大地改善了偏远地区农村居民看病难的状况。为开展疾病预防、妇幼保健、健康教育、残疾人康复等工作提供良好的硬件环境。对于稳定乡村医生队伍，提高村医的职业获得感具有深远的重要意义。

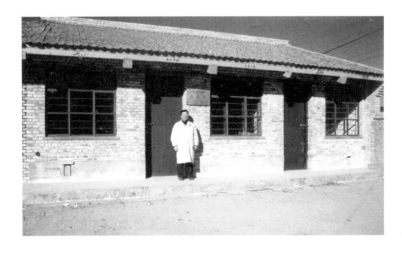

村医在新建
成的村卫生室

六、村卫生室援建项目取得的成效

（一）为宁夏农村卫生政策的出台提供了可借鉴的经验

爱德基金会多年持续的援助对改善宁夏农村地区医疗环境、提升基层医疗服务能力发挥了重要作用。这些变化也给卫生行政部门的管理者带来启发，为有关部门制定农村卫生工作的相关政策和措施提供了可借鉴的宝贵经验。宁夏针对农村卫生工作先后出台了《自治区党委、人民政府关于进一步加强农村卫生工作的意见》《自治区人民政府关于加强乡镇卫生院工作的意见》等文件，自治区人民政府办公厅转发了自治区卫生厅等厅局《关于加强村卫生室建设的意见》等政策性文件。其中，2005 年，自治区党委、政府制定出台的《关于进一步加强农村卫生工作的意见》指出，"要逐步完善县、乡、村三级医疗卫生服务网络，使各三级卫生机构有用房、有设备、有人员、有经费，农民人人享有初级卫生保健，做到小病不出乡村、大病不出县"，还提出要"重点加强乡镇卫生院和村卫生室建设，原则上一个行政村设立一个标准化村卫生室，配备一名经正规化培训的村医，鼓励乡镇卫生院领办、乡村联办、社会力量兴办、有执业资格的个人承办村卫生室"，并对村卫生室的建设标准和管理提出了相应要求。《关于加强村卫生室建设的意见》规定，村卫生室的基本建设采取政府引导、统筹安排的原则，整合利用项目、援助、捐助、扶贫等资金进行村卫生室建设。此外，自治区党委、政府召开了系列关于农村卫生工作的重要会议，对做好全区农村卫生工作提出了具体要求：加强乡镇卫生院建设，保证人员经费，建设标准化卫生室，增加乡村医生补助，加强公共卫生管理的职责。宁夏在强化农村卫生管理工作过程中产生的好的工作思路和方法也得到了卫生部的充分肯定，针对农村卫生工作的政策和措施在全国通报表扬，并被确定为卫生部农村卫生工作联系点。

（二）山区农村医疗环境明显改善，健康服务能力显著提升

在爱德基金会的大力支持与各级卫生行政部门的指导下，宁夏山区村卫生室的基础设施条件得到改善，综合卫生服务能力逐步提高，群众不能及时就医、看不起病的问题得到缓解。爱德基金会援建的村卫生室多邻近村民居住地，极大地缩短了就医的路程，方便了群众就医。新建成的村卫生室宽敞明亮且有不同服务功能的分区，诊断、输液、药品储存、治疗都有独立的场所。新的村卫生室一改以前破旧、简陋、落后的就医环境，使用面积大、观察床位多，药品的使用品种比以前增加了几十种，村医在为村民提供医疗服务时不必再担心会出现因缺乏必要设备、药品而陷入束手无策的困境。新卫生室建成后，各级卫生行政部门充分发挥监管作用，重点抓村卫生室管理，着力开展医疗卫生服务能力提升工作。先后对村医进行常见病与多发病诊治、合理用药、常规护理、急救与转诊及国家基本公共卫生服务规范等专业培训，以提高村卫生室在基本医疗与公共卫生领域的服务水平和质量。新卫生室的建成与投入使用，极大地改善了当地村民就医用药的环境，更好地保障村卫生室作为农村卫生服务体系网底所发挥的重要功能，切实保护了一方村民的健康。

对于南部山区的县区，这些村卫生室的投入使用，从根本上解决了山村无卫生室用房、无设备或者卫生室不规范的问题。南部山区援建村卫生室的村医都是接受过爱德基金会援助培训的爱德学员，他们热爱本职工作，兢兢业业，特别是在新修了卫生室用房、配备了基本医疗设备以后，更加刻苦、认真地为当地老百姓的健康服务，服务能力和水平明显提高。以固原市原州区为例，2005年新建成的村卫生室月平均就诊量最少的为330人次，最多的达到680人次。所有新建的村卫生室同时被列入村级卫生服务机构，对卫生室房屋进行装潢、增添设备，对村医进行了继续教育培训，使其成为当地村级卫生服务不可缺少的力量。

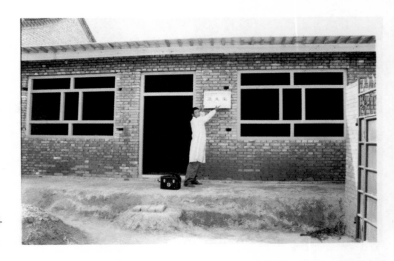

村医喜
迁"新居"

　　通过专业培训的村医深受村民的信任与爱戴，前往村卫生室就诊的人数也随之不断增加，很多村民的常见病、多发病、地方病的初步诊治在村卫生室就能完成。在爱德基金会的大力支持下，卫生室的医务人员能够更好地为广大农民及贫困患者的健康服务。对于行动不便的村民，村医还提供上门服务，将医疗服务深化到每家每户，落实到每一个村民的身上。在村医的辛勤付出及相关部门的共同努力之下，农村居民"看病难"的问题得到了有效缓解，并且多个行政村的卫生工作都走在了所在乡镇的前列。此外，广大妇女儿童卫生保健、慢性病与传染病防治、健康教育等基本公共卫生服务也逐步得到开展。农村中的特困人群更是对此充满了感谢之情。村卫生室建设项目大大改善了农村医疗卫生环境，增强了村级卫生组织开展医疗服务的能力，切实保障了农村基层医疗机构在疾病预防中发挥的重要作用。

　　案例四　隆德县好水乡红星村村医王耀峰，2010年11月8日在卫生室值班时，二组村民李民急急忙忙跑来说："小王，张明全在砌石头时砸伤了。"他听后赶忙带上急救药品赶到张明全家，只见他左手鲜血直流，痛苦万分。老张60多岁了，儿子在外打工，家中只有老伴和 4 岁的孙子，家中生活困难。王耀峰急忙替他处理了伤口，张明全拿出家里省吃俭用剩下的几十元钱要给他，他谢绝说："爱德基金会为咱们穷人解决了急救药品，不用你掏钱。"老汉流着泪说："谢谢你，谢谢爱德基金会。"王耀峰还将村里那些高龄的贫困老人作为长期救助的对象，经常主动到家中了解他们的健康状况，发现有身体不适的老人会免费送医送药。

（三）为政府投资建设标准化村卫生室积累了可资借鉴的宝贵经验

爱德基金会在宁夏援建村卫生室为当地卫生行政部门开展农村卫生室建设工作积累了经验、奠定了前期基础。随后，宁夏南部地区被列入自治区标准化村卫生室建设项目点，当地村卫生室建设获得国家层面的大力扶持，建成了一批能提供基本公共卫生服务和基本医疗服务的标准化村卫生室。在各级政府和有关部门的共同努力下，宁夏农村卫生基础设施得到较大程度改善。2009 年，国家实施新一轮医疗卫生体制改革，投入大量经费用于农村卫生基础设施建设。与此同时，自治区政府先后投入国债资金 2900 万元，建设了 70 多个乡镇卫生院，为其配备了医疗设备并解决了基本建设的遗留问题。自治区卫生厅组织实施万名医师支援农村卫生工程，在 8 个国家级贫困县医疗机构开展了支援工作，使受援助医疗机构的诊疗能力显著增强。在管理上，通过强化村卫生室制度建设，规范乡村医生从业行为，加强村卫生室业务、财务、药品等方面的质量管理，加强乡村医生业务能力培训，严格执行自治区药品"三统一"政策等行之有效的工作措施，进一步提升村卫生室的综合服务水平与服务质量。在此过程中，爱德村医积极参与，发挥了重要作用。

（四）产生良好的社会效应

新卫生室的建设及卫生资源的援助，给贫困农民带来了希望和温暖，使他们在家门口就能接受到专业、及时的治疗，减缓病情的加重，有效维护了自身健康状况。爱德基金会的捐助使百姓获得益处，使他们对政府和村医更加认可，并且使村医赢得当地百姓的信赖。爱德基金会造福一方，受到当地居民的广泛赞誉，在广大乡村牢固树立起良好的社会形象，在全社会彰显出公益实践的巨大社会价值，产生较广泛的积极影响。

七、经验和建议

（一）建立多部门合作机制

村卫生室的建设不能只依靠卫生部门，应当由政府部门牵头，组织卫生部门、住建部门、财政部门、国土资源部门等，形成多部门共同助力卫生与医疗环境建设的局面，建立部门间的沟通与协调机制，以避免卫生室建设过程中出现因协调不畅而导致工期拖延的现象。各地区也应建立相应的组织领导机构，通过部门联席会议、建立联合执行机构等机制强化部门协作，确保上下级之间、横向各部门之间互通，保障村卫生室建设相关工作顺利开展。

（二）进一步完善村卫生室建设工作方案

在开展村卫生室建设工作前，应由卫生行政部门牵头，督促各级相关单位就村卫生室建设过程中存在的问题和不足进行充分总结与反思；组织各方召开项目工作总结会并进行经验交流；针对已经发现的问题，协调各方制定解决办法，防止类似问题的再次发生。在工作方案当中，应当明确总体工作目标并细化分目标，使各项工作都有具体的评价指标；对村卫生室设置的原则和要求进行统一规定，内容应包括选址要求、设计标准、建设与验收标准、工程预算、进度安排、应配备的基本设备、人员要求等。此外，还应明确村卫生建设工作的领导小组及其责任，为实际工作的开展提供切实的制度与组织保障。在制定村卫生室建设与发展的规划时还应注意要加快标准化村卫生室建设，对老旧卫生室进行改扩建，逐步扩大新卫生室的援建范围等，确保标准化村卫生室的覆盖面。

（三）不断完善村卫生室工作制度

自治区卫生行政部门应依据国家《村卫生室管理办法（试行）》，结合实际情况在全区范围内不断完善村卫生室工作制度。在所有新建和改造的村卫生室实行统一、规范的财务管理制度、医疗操作规程、药品管理制度、处方书写制度、医疗设备管理与维护制度等，并明确常用医疗服务收费标准。对于比较重要的规章制度，应当悬挂在村卫生室醒目的地方，时刻提醒村医按照制度标准办事。当地卫生行政部门应结合村卫生室的医疗功能定位，细化村卫生室的工作职责，依据村卫生室基本医疗服务和基本公共卫生服务工作内容明确考核标准，以确保各项工作都有据可依有据可评，真正实现工作评价的量化。

（四）加大政府支持力度，营造良好的发展环境

爱德基金会为宁夏广大农村地区带来惠民、便民的公益性医疗服务。但村卫生室的建设不可能一劳永逸，仅靠社会公益组织的援建是远远不够的。农村卫生工作要实现可持续发展，需要政府卫生行政部门、社会团体等多方的持续关注和投入。各级政府应当主导，积极获取各类社会资源，用于村卫生室的建设与维护、村医的培训教育，为农村基层医疗机构提供持续的物质、技术投入，为农村医疗卫生机构建设、基层医疗服务能力提升提供保障，促进农村卫生的长足发展。第一，应创建良好的硬件环境。继续在医疗资源匮乏的贫困地区进行高标准的村卫生室建设和改建工程，并配备从事基本医疗活动所必需的医用设备，确保农村卫生工作有稳固的硬件基础。第二，加大村医培养力度，提升村医队伍整体的业务素质水平，提高其医疗知识水平和

临床操作技能。第三，不断完善村卫生室的管理机制，确保村卫生室的公益性得到有效发挥。第四，以建成的村卫生室为平台，继续提高村医的医疗服务能力和基本公共卫生服务能力，推动全科医生人才在村卫生室留得住、用得上。筑牢乡村卫生服务网底，在分级诊疗工作进程中发挥出应有的作用。

参考文献

[1] 抓住机遇、扎实工作，努力开创农村卫生改革与发展的新局面——彭玉副部长在卫生部学习贯彻《关于农村卫生改革与发展的指导意见》座谈会上的讲话 [J]. 卫生经济研究，2001，21（11）：3-4.

[2] 国务院体改办，国家计委，财政部，等. 关于农村卫生改革与发展的指导意见 [J]. 中国乡村医药，2001，21（12）：3-5.

[3] 中共中央，国务院. 关于进一步加强农村卫生工作的决定 [J]. 中国社区医师，2002，9（22）：1-3.

[4] 胡锦涛. 高举中国特色社会主义伟大旗帜，为夺取全面建设小康社会新胜利而奋斗 [EB/OL]. http://paper.people.com.cn/rmrb/html/2007-10/25/content_27198418.htm，2007-10-15/2007-10-25.

[5] 卫生部. 中央人民政府卫生部公布全国卫生大会关于医药教育等四项决定 [J]. 中医杂志，1951（1）.

[6] 毕育学，颜虹，李勇，李强. 中国西部5省40个贫困县村卫生室综合评价 [J]. 中国初级卫生保健，2001，15（1）：12-14.

[7] 崔颖. 西部地区村卫生室卫生服务能力评价指标体系构建研究 [D]. 华中科技大学，2009.

[8] 卫生部. 农村卫生服务体系建设与发展规划 [J]. 中国农村卫生事业管理，2006，26（10）：5-8.

[9] 宁夏回族自治区统计局 . 宁夏统计年鉴 [Z]. 北京：中国统计出版社，2000.

[10] 杜倩，李林贵，孙玉凤，刘鸿宇 . 宁夏地区村卫生室服务能力现况研究 [J]. 中国初级卫生保健，2011，25（12）：38-39.

[11] 戴秀英，郭忠琴，邢学宁，崔学光，刘媛，蔡伟，杨玉林 . 宁夏农村村级卫生服务现状分析 [J]. 中国公共卫生，2006，22（10）：1159-1160.

[12] 张晓荣 . "健康中国"战略下京郊村卫生室建设研究 [J]. 继续医学教育，2018，32（10）：99-100.

科技扶贫　造福百姓

—— 幽门螺杆菌根除项目

一、项目实施背景

幽门螺杆菌（HP）感染是导致人体消化道疾病的高危因素之一，慢性胃炎患者中超过 80% 行胃镜下黏膜活检可检测出幽门螺杆菌，而消化性溃疡患者的检测率可达 95% 以上，甚至更高。我国 HP 感染率总体上仍然很高，成人中感染率达到 40%~60%，20~40 岁感染率为 42.4%~63.6%。此外，我国北方地区的感染率高于南方地区。宁夏属于北方内陆地区，干旱少雨，尤其是固原市原州区和吴忠市利通区、红寺堡区，自然条件恶劣，经济发展滞后，是全国肿瘤调查确定的消化道肿瘤高发区。针对南部山区的胃癌高发特征，2004 年，宁夏回族自治区卫生厅获得爱德基金会"中国西部（宁夏）医疗卫生科技救助项目暨幽门螺杆菌根除技术推广"项目，该项目通过对县、乡两级医院的内科和检验科医生培训，使其掌握筛查和诊疗幽门螺杆菌根除技

术。首先，从原州区、利通区、红寺堡区各选一个乡，并从中选出 3000 人
进行幽门螺杆菌免费普查，对阳性患者给予优惠治疗。治疗方案为项目专家
组成员、广州市人民医院副院长李瑜元教授推荐的三联治疗方案，即奥美拉唑
20 mg/ 次、羟氨苄青霉素（阿莫西林）1000 mg/ 次、克拉霉素 500 mg/ 次，以
上全部药物每天 2 次，疗程一周。该治疗方案可使幽门螺杆菌的根除率达到
85%～95%，是一种有效、经济的治疗方案，从而达到降低胃癌及消化道溃
疡在项目区的发病率，减轻患者经济负担，真正造福于当地老百姓。故推广
使用幽门螺杆菌普查及根除技术方案，实为一条提高贫困地区农民健康水平、
促进社会发展的卫生科技扶贫之路。

二、项目基本情况

（一）主要内容

宁夏固原市原州区和吴忠市利通区、红寺堡区，属全国胃癌高发地区。
项目涵盖 46 个乡镇 433 个行政村。总人口 99.4 万，其中回族 48 万，占三区
总人口的 48.6 %。3 个区经济主要以农业、畜牧业为主，工业基础薄弱。新
中国成立以来，国家十分重视少数民族地区的经济发展，并给予了大力支持，
文化、教育、卫生状况得以明显改善，但由于历史的原因，加之受恶劣的自
然条件限制，农业生产基础薄弱，生产力水平低下，经济发展滞后，抵御自
然灾害能力极差，尤其是因病致贫和因病返贫的现象极其严重。

项目通过对县、乡两级医院的内科和检验科医生培训，从原州区、利通
区、红寺堡区各选一个乡，并从中选出 3000 人进行幽门螺杆菌免费普查，
对阳性患者给予优惠治疗。治疗方案是卫生部确定的面向农村和基层推广的
"十年百项科技成果"之一——幽门螺杆菌根除技术方案，该技术可使幽门

螺杆菌的根除率达到 85% ~ 95%，从而降低胃癌及消化道溃疡在项目区的发病率，造福当地百姓。

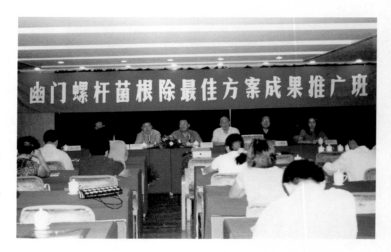

著名消化病专家、广州市人民医院消化科主任李瑜元教授专程为培训班授课

（二）实施方案

该项目聘请广州市人民医院、宁夏医科大学附属医院消化内科专家为技术指导小组专家，具体负责培训。参与培训的人员主要是项目区县、乡两级医院的内科医生及检验科医生，其中项目乡的 46 所卫生院内科医生和检验科医生各 1 名，原州区医院和利通区医院各派 2 名内科医生和 1 名检验科医生，共计培训 98 人次，培训时间为 1 周，培训内容包括幽门螺杆菌感染人群的流行病调查方法，幽门螺杆菌感染的诊断方法，幽门螺杆菌根除技术方案。2005 年 1—2 月对项目区 15 个乡的 40~60 岁人群进行免费普查，由培训过的各卫生院学员筛选 6000 名有消化道疾病的农民上报专家技术指导小组，专家从中筛选出 2864 名疑似患者进行幽门螺杆菌免费检测，检出阳性病人 927 人（红寺堡 312 人，原州区 275 人，利通区 340 人）。根据项目专家组成员、广州市人民医院李瑜元教授提供的三联治疗方案：奥美拉唑 20 mg/ 次、羟氨

苄青霉素（阿莫西林）1000 mg/ 次、克拉霉素 500 mg/ 次进行治疗，以上全部药物每天服用 2 次，疗程一周，对 927 名幽门螺杆菌检测阳性患者进行了免费治疗。

三、项目取得的成效

项目于 2004 年 11 月启动以来，按照项目书要求，经过 3 年多的实施，对普查筛检出的 927 名幽门螺杆菌检测阳性患者进行了免费治疗，并对他们治疗后进行幽门螺杆菌复查，复查结果见表 1。从表 1 中看出，治疗后 92% 的 HP 阳性患者达到根除目的，不仅使久治不愈的消化道疾病得到治愈，而且防止和降低了消化道肿瘤的发生，次均医疗费用 173.83 元。此外，发放幽门螺杆菌防治宣传折页 1 万多份，通过宣传提高了项目区群众的自我防护和健康意识。

表 1　HP 阳性患者复查结果

项目区	应复查人数	实际复查人数	复查阳性人数	转阴率（%）
原州区	275	273	32	88.27
红寺堡区	312	308	20	93.5
利通区	340	339	19	94.4
合　计	927	920	71	92.28

该项目针对贫困地区因病致贫和因病返贫的突出问题，从卫生部"十年百项成果推广计划"中选择经济、适宜、成熟的技术，以面向弱势群体为主要受益人群，结合宁夏农村实际和特点，以促进项目区医疗卫生技术整体水平和效益的提高，特别是探索出一条帮助贫困农民改善卫生健康状况、促进

社会发展的卫生科技扶贫之路。

通过实施幽门螺杆菌根除最佳方案，项目区幽门螺杆菌的感染率、胃溃疡和胃癌的发病率有明显的下降。并由此总结经验，为项目的进一步扩大奠定基础，争取使优秀成熟的卫生科技成果成为帮助农民脱贫致富的工具。

与此同时，通过该项目培训了专业技术人员98名，提高了基层医疗单位的技术水平和服务能力，也为项目区农村卫生事业的发展补充了新的技术力量，为宁夏的卫生事业发展作出了一定的贡献。

为了扩大项目影响面，使项目地区老百姓了解项目工作，改变贫困地区人群疾病防治知识匮乏的局面，组织区内外专家编写了《幽门螺杆菌感染防治知识手册》，积极宣传幽门螺杆菌感染防治知识，有效提高了项目区群众的自我防护和健康意识。

3年的推广工作，为项目执行人员积累了一定的组织管理经验，为当地医疗机构提供了一种简单、有效、安全的疾病检测技术，培养了一批能够使用新技术的人才，为进一步缓解农民看病难、看病贵的问题，起到了积极的推动作用。

幽门螺杆菌根除技术方案项目，作为一项经济、有效的农村卫生适宜技术，将会使更多贫困农村患者受益，有助于预防许多患者及家庭因病致贫、因病返贫。

参考文献

[1] 魏驰，李静.幽门螺杆菌感染的研究进展 [J].锦州医科大学学报，2017（38）：96-97.

[2] 林燕.慢性浅表性胃炎两证型口臭症候与HP相关性临床研究 [D].福建中医学院，2009.

[3] 郭茹.幽门螺杆菌根除治疗的适应证及治疗方案 [J].中国社区医师，2004（23）：10-11.

[4] 郑松柏，项平，曹秀英，等 . 国产克拉霉素的短程三联疗法根除 HP 感染的疗效 [J]. 中国新药与临床，2000，19（4）：259-261.

[5] 王娟 . 三种给药方案治疗幽门螺杆菌感染所致消化性溃疡的成本—效果分析 [J]. 疑难病杂志，2007，6（9）：541-543.

[6] 王莺樱 . 标准三联疗法治疗幽门螺杆菌胃炎的价值 [J]. 中西医结合心血管病杂志，2018，6（21）：184.

[7] 黄玲芳 . 幽门螺杆菌胃溃疡患者采取奥美拉唑、阿莫西林、克拉霉素联合治疗的效果与不良反应分析 [J]. 中外医学研究，2018（29）：131-132.

[8] 刘想虎 . 三种治疗消化性溃疡及根除幽门螺杆菌方案的成本—效果分析 [J]. 中国药物与临床，2004，12（4）：925.

[9] 曲正，吴岷，王卓，等 . 上海市宝山区成年人幽门螺杆菌感染现状及影响因素 [J]. 公共卫生与预防医学，2018（29）：110-111.

[10] 李墨洋，董礼胜 . 公共价值管理视阈下的中国健康扶贫问题研究——基于三个调查样本的分析 [J]. 湖北行政学院学报，2018（5）：74-75.

[11] 蔡进华，王富珍，高胜利 . 基于疾病预防视角对医疗扶贫的思考 [J]. 中国健康教育，2017（33）：478-479.

[12] 余明，王博，张亚飞，等 . 癌前病变及胃癌与幽门螺杆菌感染的关系探讨 [J]. 陕西医学杂志，2018（11）：1425-1426.

[13] 赵蓉，梁菁华，周林 . 关于农村环境整治长效机制化的问题和对策 [J]. 环境与可持续发展，2015，40（1）：44-46.

[14] 辽宁省民政厅 . 辽宁农村低保兜底保障工作成效显著 [J]. 中国民政，2018（20）.

多措并举　持续跟进

——提升宁夏农村地区有机磷农药中毒预防与救治能力

一、项目背景

随着改革开放带动农村经济的快速发展，农药滥用的现象也日益严重，在带来农业丰收的同时，因农药造成的人畜伤害也触目惊心，这给农村地区落后的急性中毒救治体系带来了严峻的考验。

有机磷农药是危害最严重且造成中毒最普遍的农药。有机磷农药是一种在农业和林业生产中应用广泛的杀虫剂，具有药效好、品种多、易降解、易吸收等特点。中国作为农业大国，有机磷农药仍是目前生产及使用量最大的杀虫剂。由于有机磷农药急性毒性强，常常通过食入、吸入或接触引起急性中毒，对人体的肺脏、心脏、脑、肾等器官造成不可逆损害，甚至致残、致死。

宁夏是传统的农业省区，种植业、养殖业并存，从自然地理和经济社会发展水平来看，分为北部引黄灌区、中部干旱带和南部山区三大区域，山川面积、人口基本各占一半。北部川区包括引黄灌区，地势平坦，土壤肥沃，自秦汉开始就有引黄河水自流灌溉的历史，农业发展水平较高，有"西部粮仓""塞上江南"的美誉。南部山区八县（区），地处黄土高原丘陵沟壑和荒漠、半荒漠草原地带，生态环境极其脆弱，自然灾害频繁，是国家确定的扶贫攻坚重点地区之一。

特点鲜明的农业环境使得有机磷农药成为宁夏农村地区生产种植中最普遍的农用物资之一，由于农药容易获得且不易有效控制，使用农药频繁的春夏季节常会发生农药中毒事件，尤其是急性有机磷农药中毒。造成农药中毒的主要原因是农户缺乏必要的预防农药中毒常识，大多数农户在喷洒农药时不注意自我保护，经常造成呼吸道吸收中毒；农药使用完后将空瓶随处堆放；还有一些农户甚至将农药与食品存放在一起，造成误食农药中毒。此外，有机磷中毒的另一个原因是自杀，由婚姻、家庭不和谐，与他人争执等来自社会的各种压力，以及文化程度低造成的农村地区居民对医疗卫生知识的缺乏，心理素质差等因素导致，尤其是青年和老年女性多发。据不完全统计，有机磷农药中毒最为普遍，占农药中毒总人数的 80% 以上。有机磷农药中毒造成的死亡是其他农药的 5 倍，致残率是其他农药的 6 倍。

有机磷农药的中毒机制和农药成分密切相关。按照毒性，可将有机磷农药分为：剧毒、高毒、中毒、低毒。我国生产和使用的有机磷农药大多属于高毒性及中等毒性，常用的品种有对硫磷、甲拌磷、敌敌畏、乐果、敌百虫等。人们在生产生活中，因为生产设备老化、密闭不严、防护措施破损等原因造成毒物直接或者间接从呼吸道、消化道、皮肤黏膜途径吸收入血，产生相应的毒副作用。有机磷农药中毒作为临床内科常见急症中的一种，其常见的中毒原因包括：生产性中毒、使用性中毒、生活性中毒。

作为具有剧毒及高毒类的一类化合物，有机磷农药中毒对人体的伤害以及因此带来的社会安全问题成为大众关注的焦点。有报道指出，有机磷农药中毒病症患者具有发病急、药物吸收快、病死率高等多种临床特点，若不能在最佳时间内以有效急救措施来解决患者临床症状，将导致患者短期内出现死亡，对其身心健康安全造成严重威胁。由此可见，如何对有机磷农药中毒患者及早进行有效抢救，是提高其生存质量和抢救成功概率的关键所在。

急性有机磷农药中毒救治途径主要包括：院前急救和院内救护。急性有机磷农药中毒是指短时间内接触较大量有机磷农药后，引起以神经系统损害为主的全身性疾病。有学者提出院前急救的"黄金时间"最好控制在30分钟以内，在黄金时间内迅速将急救方法前移至基层卫生院或事故现场，使患者脱离中毒现场，清洗皮肤，催吐，应用解毒剂，维持生命体征平稳，保持呼吸道通畅，必要时行气管插管。有条件者及时洗胃，呼吸困难者应用呼吸机辅助通气。早期有效的治疗，可缩短病程，提高治愈率，降低病死率。患者入院后应立即清除体内尚未吸收的毒物，防止有毒物质的再吸收；应用特效解毒剂及胆碱酯酶复能剂、血液净化疗法、对症支持治疗等方法进行急救。

改革开放以来，农村卫生工作作为我国卫生工作的重点，得到了国家的重视，农村缺医少药的状况有了较大改善。但从总体上看，农村卫生工作仍比较薄弱，体制改革滞后、资金投入不足、卫生人才匮乏、基础设施落后等问题普遍存在。受条件所限，广大基层卫生技术人员对有机磷农药中毒救治技术的新知识、新方法缺乏及时的、必要的了解。基层卫生技术人员是为农村地区居民提供医疗服务的主力军、是为农村居民健康生活提供保障的关键。因此，如何提高基层卫生技术人员的急性中毒救治技术，从根本上解决这一问题显得迫在眉睫。

2003年8月和2005年7月，宁夏先后两次在基层卫生机构推广卫生部"十年百项科技成果项目"——有机磷农药中毒解救技术，获得了基层卫生技术人员的高度称赞和评价。2004年，此项目被科技部列入国家"十五"科技攻关项目，并确定了吴忠市利通区和灵武市作为农村卫生适宜技术推广示范县。

2006年初，宁夏回族自治区卫生厅向爱德基金会申请"中国西部（宁夏）医疗卫生科技救助项目暨有机磷农药中毒解救技术成果推广研究项目"。爱德基金会经过多方论证于2007年3月同意立项，并与宁夏回族自治区卫生厅签订项目协议。有机磷农药中毒解救新技术推广项目，以提高宁夏农村基层医务人员的有机磷农药中毒救治技术的整体水平，彻底纠正在有机磷农药中毒救治中的各种错误，提高治愈率，降低急性有机磷农药中毒病人的死亡率、致残率，保护人民健康，保护社会生产劳动力为目的。

二、项目内容

有机磷农药中毒急救新技术是由中国军事医学科学院毒物药物研究所研究并被实践证明的一项非常有效、经济、实用的新成果，具有较强的科学性、先进性和适用性。有机磷农药中毒急救新技术的要点在于改进传统的有机磷农药中毒救治方法，包括有机磷农药中毒快速诊断、急救治疗原则与方案、特效解毒药物的应用以及有关急救治疗等重要环节。其具体措施是用新型的抗胆碱药物盐酸戊乙奎醚取代阿托品，配合使用氯解磷定。该技术已在全国救治有机磷农药中毒病人3000人以上，其平均死亡率小于2%，比传统疗法明显下降，且病人恢复较快，出现不良反应较少或轻，医药费较低。

爱德基金会有机磷项目坚持以人为本的服务理念，以执行项目目标要求为宗旨，以科学发展生态农业和提高农民防病意识的角度为出发点，以合理使用项目资金、提高工作效率为根本，以普及有机磷农药中毒防治知识、减少中毒发生率为最终目的，在爱德基金会的大力支持和指导下，通过大力宣传、认真培训和行为干预，积极引导农民群众合理安全使用农药，做好中毒病人救治工作，为降低中毒病人死亡率和中毒事件发生率做了大量工作。

（一）三级联动开展培训与宣传

爱德基金会有机磷项目与各县、乡、村医疗卫生机构组成三级联动工作组，全网覆盖开展有机磷农药中毒的预防和救治项目的培训与宣传，即由卫生行政部门组织，利用卫生服务网络，通过专家指导、自学、病例讨论、技术观摩等形式举办各类培训活动，自上而下推广实施。

1.周密计划组织县、乡卫生人员培训

2007 年 4 月 20—22 日，首批来自银川市、石嘴山市、吴忠市、固原市、中卫市各市、县（区）医院急诊科主任、医生，各乡镇卫生院内科医生 100 多人在银川参加了有机磷农药中毒解救新技术项目培训班。2007 年 8 月 28 日—12 月 28 日，在全区五市分期分批举办县、乡两级卫生人员培训班，共有来自全区 200 多家医疗单位的 250 名医生参加了培训。培训以市为单位，按照固原市、中卫市、吴忠市、石嘴山市、银川市的顺序进行，每市集中培训两天，其中一天半为专题讲座，半天安排到宁夏医科大学总院急诊科现场参观学习。有机磷农药中毒预防与治疗项目顾问、中国军事医学科学院毒物药物研究所研究员赵德禄是培训班的主讲老师，他从有机磷农药中毒的机理到临床表现，从诊断到鉴别诊断做了深入浅出的讲解，尤其讲授了国内在急性有机农药中毒的救治中存在的问题和产生的原因，强调如何正确地区别阿托品过量中毒与有机磷农药中毒毒性再现，指出急性有机磷农药中毒时胆碱酯酶活力测定的意义。宁夏医科大学总医院急诊科杨立山、耿建兵教授分别在培训班上做了讲座。学习班采取互动式教学，学员们自由发言，请教在临床救治过程中遇到的问题与困惑，北京来的专家给予了耐心细致的解答。

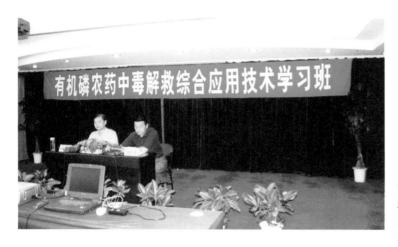

中国军事医学科学院研究员、著名毒理学专家赵德禄(左)专程为学习班授课

　　为提高宁夏卫生技术人员急诊急救的水平，尤其是使基层医生能正确地使用各种急救设备，除了专业知识培训以外，项目组还开展了急救技术应用培训。2008年1月11—20日，组织全区各市、县（区）综合医院、乡镇卫生院急诊科263名医生参加有机磷农药中毒的急诊急救设备临床应用培训。培训内容包括：气道建立及气管插管的临床操作与实习，呼吸机的临床使用和临床操作与实习，血气分析仪的临床应用和临床操作与实习，心电监护仪和除颤仪临床操作与实习。设备操作授课老师为宁夏医科大学总院急诊科副主任以上技术职称医师。通过安排专题讲座和相关科室参观学习的方式，为基层医疗机构培训了急诊急救业务骨干。

　　2. 全员覆盖，大力推进村医培训

　　由于村级医务人员分布面大、数量多、专业知识偏低，培训工作任务繁重，要做到有效培训，需要适合的培训教材。自2007年12月县、乡级培训后，项目组立即组织有关专家编制适合村级医务人员培训的教材和光盘。2007 年 12 月 11 日完成了基层医生必读教材《有机磷农药及常见毒物中毒救治手册》 的印刷和光盘录制工作，并于 12 月 14 日前发放各县卫生局。以县为单位或 以乡镇为单位，采用例会或集中培训等多种形式，在 12 月底完成了 2692 名 村医有机磷农药中毒防治知识培训工作，超额完成了项目书计划的 2324 名村 医培训任务。

　　案例一　2008 年 10 月 23 日，马××，暂住吴忠捡废品，捡到半瓶可乐，喝 了一大口后感觉不对，未予重视。在捡废品途中自觉头晕，摇摇晃晃，被同乡发现 后急送入医院。追问病史，患者喝完后自觉有一股农药味，遂立即给予清水洗胃， 肌注氯磷定 1g 及对症支持治疗，测胆碱酯霉活性为 70%。因其经济条件有限，拒 绝住院，遂减免部分费用后给予留观处理，好转后回家。

　　2008 年 12 月 15 日，患者马××，因与家人怄气，自服毒鼠药后两小时入院， 在入院前呕吐两次，入院时患者神志清楚，无抽搐，瞳孔双侧 3.5mm，对光反应灵敏， 双肺未闻及音，急诊给予洗胃，肌注氯磷定 1 g 及对症支持治疗。追查包装袋无 药物成分，且使用有效期在 2005 年之前，故考虑药物的毒性已经降低，患者服用 量也较少，所以症状较轻，收住后测胆碱酯霉活性为 80%。一天后无特殊不适， 本人强烈要求出院，交代病情后给予办理。上述两例病例充分体现了氯磷定及胆 碱酯霉测定盒在治疗和诊断有机磷中毒中的重要性与必要性。

3. 结合地区特色开展大众宣传

　　爱德基金会十分重视有机磷农药中毒防治知识的宣传，特聘请专业人员 制作图文并茂、通俗易懂的有机磷农药中毒防治知识科普宣传彩页，在培训 班上发放给各乡镇卫生院医生，由他们将宣传资料发放给村医，由村医再发放给村民。要求乡、村两级医生举办讲座向农村居民宣讲有机磷农药中毒防治科普知识，以提高农民的农药中毒防范意识，做到预防为主。

为了提高宣传效率、扩大宣传面，结合全区农民健康教育促进行动，在全区各市县开展了有机磷农药中毒及其他急性中毒防治知识宣传（宁夏爱德项目办公室统一编制）活动，通过举办宣传讲座、发放宣传单、入户一对一宣传等形式向农村居民宣讲有机磷农药中毒及其他急性中毒防治知识。共发放《有机磷农药中毒防治知识》宣传册96000多册（2008年发66000多册，2009年发30000册），举办农药中毒与健康保健宣传讲座500多场次。印刷发放《有机磷农药及常见毒物中毒救治手册》14000册（该书荣获第十七届中国西部地区优秀科技图书三等奖），宁夏38家市、县级医疗机构和239个乡镇卫生院均发放到位，3902名村医人手一册。

案例二　红寺堡区居民均来自宁夏南部山区的贫困县，由于受当地社会、环境和文化因素影响，多数妇女没有文化，外界信息获得甚少，思想保守，对于自身健康和疾病的预防意识较低，生产中的自我保护能力较差，生产和生活时常会造成一些伤害，如鼠药或使用后剩余的农药因放置不当，引起小孩误食，农药喷洒防护不当引起中毒等事件发生。针对这种情况，在爱德基金会的大力支持和帮助下，红寺堡区卫生局组织当地妇幼保健院的专家进村进行妇女病防治、农药中毒预防等知识宣传。利用地方语言制作了简单、通俗、易懂的电教片，进行健康知识、疾病防治、农药使用防护等知识宣传。

（二）数据分析阐释基线调查结果

开展有机磷农药中毒的基线调查是为了给项目操作提供更为科学和合理的指导。2007年6—8月在宁夏全区范围内开展了一次基线调查。通过22家市、县、乡三级医疗机构病例档案的调阅以及与医务人员的访谈，了解 2004 年 7 月—2007 年 7 月各医疗机构收治的有机磷农药中毒患者的基本情况，包括年龄、性别、职业、地区、原因等方面的差异，以及各级医疗机构的救治水平差异。经过 3 个月的调研和后期的数据整理，分析得出：

2004 年 7 月—2007 年 7 月，共有 907 名患者因为有机磷农药中毒而去医院接受治疗。其中，自杀服毒的 789 人，生产性中毒 71 人，误服中毒 47 人，分别占患者总数的 87%、7.8% 和 5.2%。需要注意的是，因为入院治疗的患者一般为中度和重度中毒，这是调研显示自杀服毒比例高的主要原因，一般生产性中毒，如产生皮肤过敏等轻度中毒症状的，村民一般不治疗，或者在村卫生室和药店买药治疗。

在所有有机磷中毒患者中，女性占了 63.4%，79.2% 的患者为农民，58.5% 的患者在 20 ~ 40 岁。而在地区分布方面，银川和中卫两市分别占了 32.2% 和 30%。50.9% 的有机磷中毒患者在县级医院进行救治，在乡级医院进行救治的比例为 9.9%，而县、乡两级医疗机构的治愈率分别是 55.1% 和 58.6%。

因为农业生产结构的不同，各地区接触有机磷农药的机会不同，有机磷中毒现象和救治水平存在地区性差异。如银川和中卫有机磷中毒患者相对较多。吴忠市的患者中，男性患者比例相对较大（占 46.5%）；同时，吴忠市的生产性中毒比例达到 22.6%。而银川市的自杀服毒比例高达 97.5%。在救治水平方面，石嘴山和吴忠两市是整体救治水平相对较低的两个地区，治愈率分别为 37.2% 和 48.4%。

这些数据差异，为不同地区的项目设计和操作提供了参考。根据本次调研结果，爱德基金会和自治区卫生厅为不同地区的不同人群设计具体的项目实施方案，在不同区域，尤其是有机磷中毒现象比较严重的重点区域，有所侧重地开展有机磷中毒预防和治疗项目。

（三）编写教材提供技术指导

《有机磷农药及常见毒物中毒救治手册》是在宁夏急性有机磷农药及常见毒物中毒救治培训教材的基础上整理而成，用以提高基层的救治水平，并可作为应急参考。全书分两部分：一是急性有机磷农药中毒救治技术，介绍了有机磷农药中毒机理、研究进展、抗毒药现况、现代救治步骤、救治中存在的问题与对策，以及今后需要进一步研究的临床课题等；二是常见毒物中毒及其救治要点。其特点是简洁明了、方便易用。《有机磷农药及常见毒物中毒救治手册》图文并茂、深入浅出，具有较高的科学性和实用性，不仅适用于基层培训，还适用于医学院校教学及各级医生应急应用。

（四）购置设备与药品

2008—2009 年，项目购置并发放血气分析仪 20 台。发放血气分析仪的医疗机构，均由政府配套了洗胃机，给部分有需求并有能力使用的机构配套了呼吸机。为了做好设备配置工作，使设备发挥最高效率，按照项目基线调查结果，给农药中毒接诊人数较多的医疗机构配置了设备。在药品的配送和签收方面，切实将药品配发到各级医疗机构。项目组委托药品配送公司免费为全区各县（市、区）配发有机磷农药中毒快速检测盒与中毒解救药。共购置、配发胆碱酯酶测定盒 243 盒、氯解磷定注射液 664 盒、长托宁 1600 支。

（五）整合资源加强干预工作

在征得爱德基金会同意后，利用血气分析仪招标结余的 138 万元经费，在红寺堡区和利通区开展了有机磷农药中毒干预工作，实际投入 155.3 万元。

红寺堡区卫生局与广电部门联系，制作了有机磷农药中毒宣传知识电教片，并在《卫生与健康》栏目如期播放；《吴忠日报》开设《健康知识进农家》

栏目，开展有机磷农药中毒防治及其他健康知识宣传。

利通区卫生局与电信局联系，开通了固定电话彩铃健康知识宣传活动，通过电话彩铃宣传有机磷农药中毒的防治及卫生核心信息。组织健康知识宣讲团，结合宁夏话剧团演出话剧《乡村医生》活动，宣传有机磷农药中毒预防急救知识，教育引导农民群众安全有效地正确使用农药和养成良好健康的卫生习惯。设立健康教育咨询点，县（区）级医疗机构设置了健康教育科，各乡镇政府设立了农民健康教育学校 15 所。在利通区和红寺堡区各中小学校每学期开设一节有机磷农药等中毒意外伤害事件基本知识课，使中小学生从小养成良好的生活习惯，强化健康保健意识，并通过小手拉大手活动增强农村家庭成员的健康知识。实行县（区）级医疗机构包乡镇的办法，安排各乡镇卫生院利用 6—8 月 3 个月时间与各自包片的医疗机构，抽调相关人员组成宣讲组，分赴本乡镇各行政村进行有机磷农药中毒预防知识巡回宣讲 126 场次，培训农民 2.5 万人次。与宁夏医科大学、自治区卫生厅科教处联合录制了一期农药自杀心理危机干预访谈节目，并制作光盘 120 张，发放到各乡镇卫生院、村卫生室播放宣传，并定期在红寺堡有线电视台《卫生与健康》栏目中播放。在辖区的农药经销店建立了索票索证制度，做到出入库有登记，销售农药时向购买者讲解使用方法和用法用量，并根据农民施药面积出售农药。

2007—2009 年，爱德有机磷农药中毒解救新技术推广项目原计划援助资金 377.1 万元，实际援助 443.5 万元。其中，主要支出包括：设备费 171.87 万元（购买了 20 台血气分析仪）；县、乡、村三级医疗机构人员培训费 80 万元；利通区、红寺堡区有机磷农药中毒干预费 155.3 万元；下乡督导、视频制作、管理费等费用 24.03 万元；大众宣传费用 12.3 万。

表1　2007—2009年爱德有机磷农药中毒预防和救治项目工作完成情况

编 号	项 目	单 位	计划完成数量	实际完成数量	爱德援助资金（元）
1.1	县、乡级医务人员培训				271520
1.1.1	县、乡级医务人员防治知识培训	人次	260	577	
1.1.2	急诊急救人员设备培训	人次	260	263	
1.2	村医培训				528480
1.2.1	人员培训	人次	2324	2692	
1.2.2	教材编写	套	2324	5000	
1.2.3	光盘制作	盘	1500	4500	
1.3	大众宣传				123000
1.3.1	有机磷宣传册	册	60000	96000	
1.4	设备购置				1718700
1.4.1	血气分析仪	台	10	20	
1.4.2	胆碱酯酶测定盒	个	100	243	
1.4.3	氯解磷定注射液	盒	1000	659	
1.5	其 他				1793300
1.5.1	利通区、红寺堡有机磷农药中毒干预				
1.5.2	下乡督导、视频制作、管理费				
合 计					4435000

三、项目成果

在爱德基金会的大力支持下，在各市县卫生局及医疗机构的配合下，爱德有机磷项目在促进宁夏贫困地区卫生事业发展方面取得了良好的社会、经济和环境效益。

（一）积极的成效

1. 建立了一体化培训宣传体系

对县、乡、村三级卫生人员进行有机磷农药中毒救治知识和技能培训，建立了以县级人民医院为龙头、乡镇卫生院为枢纽、村卫生室为基础的有机磷农药中毒救治一体化培训宣传体系，为中毒病人提供及时救治、转诊到位的医疗服务，既提高了基层医护人员农药中毒救治的水平，同时使群众了解农药存放的重要性以及正式救治前的简单治疗。

项目制定了中毒药物使用制度、急救制度、急救操作规程等多项制度，明确了中毒病人的救治流程，规范了医务人员的技术操作。随着项目购置急救医疗设备的投入使用，以及医务人员的技能操作趋于规范，各级医疗机构对中毒病人基本处置和救治能力明显提高，特别是在急救设备的协助下，不但缓解了基层医疗机构急救设备短缺的问题，而且有效地提高了有机磷农药中毒的诊断率和救治率，降低了误诊率，为抢救和治疗病人争取了宝贵的时间。绝大多数病人愈后效果非常好，病人治愈率明显提高，死亡率大幅下降。爱德基金有机磷项目开展的 3 年来，宁夏项目地区农药中毒患者救治成功率由过去的 85.2% 提高到 98.6%，死亡率由原来的 8% 下降到 1% 以下，使更多的贫苦农民免受农药中毒的危害和磨难。

2. 形成持续化督导考核机制

项目的实施需要有效的监测和考核以确保项目成效，持续项目监测是项目执行机构的重要职责，也是项目自我评估过程的一个基础。爱德基金会有机磷项目注重长效督导和考核，一是重点深入基层了解掌握有机磷农药宣传培训工作效果和项目资料登记、记录情况等，同时对发现的问题进行当场纠正并给予指导，随时关注工作动态，及时调整工作思路。二是在各单位对村级卫生机构人员进行有机磷农药中毒预防与救治知识培训过程中，定期进行督查考核。对备课内容、授课情况、课堂纪律、考勤等方面进行检查。三是走访基层卫生人员和农户，了解他们对有机磷农药防治知识的掌握程度和行为改变情况。四是定期开展项目的中期、终期评估检查，确保项目进度。五是开展终期评估工作，抽调相关工作人员通过查看资料、实地走访及问卷调查等方式进行自我评估，撰写评估报告，并对薄弱环节进行加强，确保各项工作目标如期完成。此外，对治疗效果也会进行考核，包括各级医疗机构新技术实施情况、治疗效果（治愈率、有效率、病死率等）、治疗平均费用（包括最高、最低费用）、平均治疗（住院）时间等。

3. 提高了农村居民健康管理意识

通过实施项目，使基层卫生人员对有机磷农药中毒病人的基本处置和救治技术操作得到了进一步规范，各级医疗机构急救设备的配备有力地推动了项目地区医疗救治工作的全面发展。村民关于农药中毒知识的知晓率由过去的52.3%提高到93.1%，农药的正确使用率由过去的26.1%提高到95.6%，农药中毒发生率由过去的29.0%降低到11.0%，健康意识由过去的23.4%提高到98.9%。村民能够正确回答有关农药中毒预防、农药正确使用和废弃物的处理等问题。可见，项目的实施，在改善农村居民生活环境、改变村民不良生活行为、提高农民健康意识方面，发挥了重要作用。

4. 干预工作成效显著

针对吴忠市利通区和红寺堡区开展的有机磷农药中毒干预工作，加强了农村地区居民使用农药的自我防护意识。有机磷农药中毒的发生率降低，随意乱扔盛装农药的容器、包装袋等现象大幅减少，既防止小孩玩耍误服农药中毒，又保护了田间的环境卫生，为建设绿色农业、健康农业和环保农业提供了全新的途径，探索出了有效开展有机磷农药中毒预防与救治的工作体系。项目的实施，使农村居民生活环境得到改善，村民不良生活行为有所改观，农民健康意识整体提高。此外，红寺堡区建立了心理咨询干预队伍，为今后开展心理健康咨询服务和心理治疗工作积累了一定经验。

（二）面临的挑战

农村相对闭塞，农民接收外部信息有限。由于农户的防护意识比较薄弱，农药使用频繁，中毒现象经常发生。县、乡卫生院用于紧急救助的基本医疗设备也相对匮乏，往往造成中毒的农户不能得到及时治疗。在项目实施过程中需要克服的困难和面临的挑战主要有以下几点：

1. 基层卫生服务能力低，质量差

由于宁夏经济发展滞后，农村卫生事业发展缓慢，县、乡、村级卫生人员学历层次低，加之受条件所限，农村卫生机构和卫生技术人员对新知识、新技术、新理论、新方法缺乏及时的、必要的了解与掌握，导致提供的综合卫生服务水平低、质量差。有时会发生误诊误治，使一些患者失去了最好的治疗机会，这对低收入的农民来说是雪上加霜。

2. 急救治疗方法落后，救治药械缺乏

宁夏农村卫生机构在急救治疗时，大多仍在沿用传统的救治方法，治愈率低，并发症和死亡率高；对有机磷农药中毒迟发症状体征认识不足，且缺乏有效治疗措施；有机磷中毒治疗过程中缺乏一定的医疗器械和合适的药品。

80％的项目区医院没有呼吸机和洗胃机，部分医院有洗胃机，但比较陈旧基本不能使用，在抢救农药中毒病人的过程中，常因缺乏急救设备而延误治疗。同时，药品的治疗对病人的康复也起到至关重要的作用，传统的阿托品治疗具有较强的副作用，对一些反应比较严重的病人非常危险，会造成死亡或者伤残。

3. 群众健康意识缺乏，农药的使用和管理不当

农药中毒事件经常发生在使用农药的春夏季节，主要原因是农户缺乏必要的农药中毒防病常识。比如：在喷洒农药时不注意自我保护，迎风洒药，经常造成呼吸道吸收中毒；农药的存放方法不当造成误食中毒。农民群众因经济、文化和环境等方面的原因，缺乏必要的防病治病常识和卫生观念，是有机磷农药中毒预防和救治项目实施的一大挑战。

四、对策建议与展望

（一）对策措施

1. 注重以预防为主的培训教育

将可持续发展作为一个重要方向。纯粹的医疗救助项目仅能在一段时间内帮助特定的部分人群，达不到持续改善的目的。除了帮助急需治疗的人群外，通过培训以及设备配套，提高地方医院处理有机磷农药中毒救治的能力尤为重要。此外，应考虑到预防的重要性，对农村地区开展有机磷中毒预防和前期简单救治方法的培训教育，提高受益群体的农药预防意识，降低农药中毒的死亡率。各受益医院能够独立开展有机磷中毒事件的医疗救治工作，受益群众也能防患于未然，保存好农药，防止更多中毒事件的发生。另外，可进一步建立资助方、政府、受益方三方筹资的长效机制，为项目经费的划拨和

使用提供保障。

2. 发挥三级卫生服务网的作用

县、乡、村三级医疗服务网,在农村防病治病、保障农民身体健康方面发挥着重要作用。其中,乡镇卫生院和村卫生室是最靠近农民的卫生服务组织,是农村卫生服务的前沿阵地。卫生行政部门首先应重视乡村医生的培训,制订出切实可行的乡村医生培训计划。其次,应建立乡村医生培训长效管理机制,从源头上抓起,建立乡村医生继续教育、定期培训与考核制度,不断深化培训内容,不断更新有机磷农药中毒预防与救治技术。

3. 建立卫生行政部门管理监督机制

确定目标,制订计划,分级管理。卫生行政部门,尤其是地方主管部门的作用是项目能否顺利推进的关键。充分调动和发挥市、县级卫生行政部门在项目实施过程中的作用就显得十分重要。应建立有效的管理监督机制,以卫生行政部门为主导、多部门配合相结合的形式,为项目的有效实施提供有力保障。省、地市级卫生防疫、职业病防治单位全面负责所辖地区农药中毒的防治管理工作,重点进行农药毒性、中毒原因、防毒方法、监测方法的研究,以及防毒措施的卫生评价;指导和协助下级单位开展预防农药中毒的卫生监督工作,向有关部门推荐行之有效的防治措施和经验。有效地促进项目的实施与推广,巩固和提高这项惠及百姓的工作。

(二)未来展望

1. 有机磷农药中毒预防与救治项目得到大力推广

树立起有机磷农药中毒预防与救治项目的示范作用,并且大力推广,造福更多农村地区居民。组织专家分层次地进行技术指导和开展培训。以讲求实效的原则,根据培训对象、培训条件、培训内容,采取不同方式开展技术培训,提高推广的针对性和适用性,探索出最佳的推广方式。通过项目推广,带动农村的医疗单位引进新技术，培养一批农村卫生专业技术骨干，提升农村医疗卫生单位引进新技术的能力。

2. 县、乡、村三级医生业务素质得到进一步提高

有机磷农药中毒预防与救治技术是医疗卫生科技成果中适用面广、实用性强、易为农村和基层医疗卫生防治机构接受的技术。在项目推广的基础上，使农村地区卫生技术人员及时了解国内外相应学科的发展状况，在节约经费的同时掌握安全、成熟、经济和实用的救治技术，提高医护人员运用新的诊疗知识和技术的能力，增强广大农村卫生医疗机构的服务意识，提高医务人员的技术服务水平。

3. 农民看病难、看病贵的问题得到进一步缓解

本项目的实施，不但为农村基层医疗卫生服务机构培养了一批能够掌握有机磷农药中毒预防与救治技术人才，还在提高基层医疗卫生服务质量和服务水平的同时，以低廉的费用满足了广大农民群众的基本医疗服务需求，减轻了当地群众的经济负担，进一步缓解了当地农民看病难、看病贵的问题。

参考文献

[1] 薛塞峰，崔学光，张文胜，等．宁夏农村卫生适宜技术推广模式探讨 [J].中国卫生经济，2007，1（26）：55-57.

[2]Kishore GS，Krishnakanth KB. Poisoning severity score，APACHE II and GCS: Effective clinical indices for estimating severity and predicting outcome of acute organophosphorus and carbamate poisoning[J]. *Journal of Forensic and Legal Medicine*，2009，（16）：239-247.

[3] 张苏丽．急性有机磷农药中毒致急性肾损伤的临床资料分析 [D].河南：新乡医学院，2018.

[4] 徐传珍.自服有机磷农药自杀患者的原因分析及心理护理 [J].中国现代药物应用，2010，4（21）：218-219.

[5] 郑敏，吴辉燕，龚静，等.急性有机磷农药中毒患者标准化洗胃方案的建立及实施 [J].中华护理杂志，2017，52（11）：1342-1346.

[6] 赵德禄，杨立山，崔学光.有机磷农药及常见毒物中毒救治手册 [M].银川：宁夏人民出版社，2008.

[7] 陈兴，侯天文，李玮，等.我国急性中毒流行病学现状分析 [J].医学综述，2008，14（15）：2374-2376.

[8] 黄建，王晓艳.血液灌流联合血液滤过对有机磷农药中毒患者疗效及炎症状态的影响 [J].重庆医学，2015，44（15）：2114-2116.

[9] 何磊，张冠文.重度有机磷农药中毒的治疗与护理 [J].工业卫生与职业病，2014，40（4）：316-317.

[10] 何乾峰，仲月霞，田小溪，等.综合护理干预对有机磷农药中毒预后的影响 [J].山西医药杂志，2018，47（21）：2631-2633.

[11] 朱晓莉，郝凤桐.急性有机磷农药中毒治疗新进展 [J].中国职业医学，2012，39（6）：531-533.

[12] 赵兴吉.院前急救在灾难救援中的作用 [J].中华急诊医学杂志，2007，16（11）：1125-1127.

[13] 刘畅，李静.急性有机磷中毒的治疗进展 [J].辽宁医学院学报，2013，34（5）：83-85.

丰盛生命　乡村振兴

——提升宁夏贫困地区健康水平与卫生服务能力

一、项目背景

作为我国医疗卫生服务的网底，乡村医生在保障农村地区人民群众的身体健康方面发挥着重大的作用。他们扎根于农村，立足于农村，服务于农村，能及时、方便、快捷地为广大农村群众提供医疗卫生服务，有效缓解农民看病难、看病贵等问题。他们不仅承担着农村医疗服务、妇女及儿童保健等基础工作，还承担着本村的健康宣传与教育等工作。这些乡村医生为家乡的卫生事业默默地奉献着，他们的敬业精神和奉献精神深深地感动着每一位乡亲，也深受乡亲们的信任与爱戴。但在我国中西部的很多欠发达地区，由于乡村医生自身的学历偏低、医疗水平有限、医疗条件相对简陋等原因，使得乡村医生的作用不能得到充分发挥，客观上严重制约了当地群众健康水平的提高。

据有关调查统计，截至2011年12月底，在宁夏共有注册乡村医生4014人，其中，取得大专及以上学历的仅有306人，占7.6%；取得中专学历的有2294人，占57.1%；取得高中学历的有437人，占10.9%；初中学历的村医有977人，占24.4%。这些村医中接受过正规医学教育的不足50%，剩下的不少村医都是20世纪六七十年代的赤脚医生，他们靠着自己积累的经验为乡村群众提供医疗卫生服务。一些比较偏远落后地区的乡村医生很少有机会参加进一步系统的医疗培训，他们的医疗知识更新速度落后于群众对现实医疗卫生服务的需求，也阻碍了他们为群众提供医疗卫生服务水平的提高。

由于宁夏偏远山区与部分川区的农村居民接受教育程度较低，生活环境较差，个人生活习惯和卫生习惯不良，自我健康意识淡薄，导致村民罹患各种疾病的概率大大高于城市居民。

爱德基金会秉承了"让生命更丰盛，让社会更公正，让世界更美好"的愿景，自1989年就启动了以乡村医生培训为核心的中西部贫困地区公共卫生项目，针对中西部地区公共卫生现状，同时结合在公共卫生项目方面多年积累的经验而发起了"丰盛的生命"系列项目。该项目以村民为核心，以乡村医生为载体，以社区为基础，从"乡村振兴"到"乡村振心"，在甘肃、宁夏、广西、云南、四川、贵州等西部地区开展了以"一百间卫生室，一千个爱心药包，一万名村医培训，十万名村民参与社区健康行"为主要内容的"四个一工程"，为中国西部农村地区提供了便捷、经济、优质的基础医疗公共卫生服务，真正做到人人享有健康、人人享受医疗。

二、项目内容

2013年7月，由自治区卫生厅、平罗县卫生局承办，爱德基金会援助的"丰盛的生命"项目启动会暨乡村医生培训班在平罗县国海大饭店举行，爱德基金会项目部、自治区卫生厅以及平罗县人民政府的相关领导参加了启动仪式。此项目的内容包括：援建村卫生室 8 所，开展 138 名乡村医生的岗位培训，发放 5 个爱心药包和 8600 名群众参与的社区健康行活动，共计经费 99.6 万元。

（一）乡村医生培训

2013 年 7 月 9 日，在爱德基金会项目的援助下，乡村医生岗位培训班在平罗县国海大饭店举行。本次培训班聘请平罗县人民医院谢新凤等 7 名专家对全县 138 名乡村医生进行培训。培训采取参与式的讲课与实践演练相结合的方式，分两期进行，每期 4 天。

培训内容主要有：

临床知识技能培训。抽调市、县级医疗卫生机构有经验、水平较高的医师为村医提供临床基本技能（常见症状问诊、查体技能、病历书写）和常见疾病诊疗规范（在卫生部确定的村卫生室至少应提供治疗的 50 种常见疾病中选择最常见的 4~5 种疾病，如上感、泌尿系感染、慢性胃炎、高血压、糖尿病等，如时间、经费允许可适当增加病种，侧重用药规范以及分辨需转诊至上级医院诊治的情况）的培训。另外，培训人员在培训时，对每位村医诊治过程进行点评讲解，使培训更贴近村医工作。

儿童常见病评估、分类、治疗与母婴喂养指导技术培训。腹泻、发热、咳嗽均为农村儿童患者的常见症状，如果诊断及时、治疗规范，很容易治愈。在农村特别是山区，儿童出现上述症状时，80% 的家长首先会带孩子到村卫生室就诊。但由于村医文化水平普遍较低，多数村医没有接受过正规的医学教育，对发热和腹泻的诊治管理水平有限，往往会误诊，延误病情，造成儿童死亡。

培训教材选择国际儿童基金会、WHO（World Health Organization，世界

卫生组织）和卫生部推荐的《儿童疾病综合管理工作指南》，对乡、村级医务人员进行发热、腹泻、咳嗽或呼吸困难、耳部疾病和营养不良等儿童常见病、多发病的评估、分类、治疗，健康教育，婴幼儿喂养指导等方面知识的培训。该指南具有针对性强、评估分类技术规范、治疗方法得当等特点，使得村医较快学会并能灵活应用。

急诊急救知识培训。随着农村工农业的发展和交通事故的增加，损伤、中毒等严重危害群众生命健康的情况不断出现，给群众生命健康造成极大威胁。正确、及时、规范地早期处理，可为抢救病人赢得宝贵时间，为进一步治疗奠定良好基础。不正确、不及时和不规范的处理也会给病人的预后留下隐患，甚至丧失救治机会。因此，对广大乡村卫生技术人员进行现场急救知识培训是亟须的。培训主要针对心脏呼吸骤停、鼻外伤及鼻出血、气管内异物、四肢骨折、农药中毒、急性酒精中毒等 2~3 项急诊急救知识展开。

基本公共卫生服务知识培训。随着医改工作的逐步深化，乡、村级医疗卫生机构的服务模式也有了较大的转变，从过去单纯医疗型向医疗、预防和保健型转变，从以病为中心向以病人为中心转变，从只针对个体向针对个体、家庭与社区转变，从以医疗为导向逐步向以预防为导向转变。服务模式的转变，使基本公共卫生服务成为村级医疗卫生机构的重要职能之一。开展村级基本公共卫生服务知识培训，提高村医的服务能力很有必要。

在培训过程中，各位专家倾囊相授，为各位学员耐心讲解相关知识，村医们也积极提问、认真实践，珍惜此次系统学习的机会。培训班结束后，对参与培训的村医进行了闭卷考试及操作考核，及格率达 100%，优秀率达 95%。通过培训，在很大程度上提高了当地乡村医生的医疗技术水平，使当地农村居民的就诊条件得到了极大的改善。

案例一 村医陈铁东之从医故事

陈铁东是宁夏石嘴山市平罗县通伏乡集中村的一名普通乡村医生，他的父亲之前也是通伏乡集中村的村医，受父亲的影响，加之对医学的热爱，他选择了继承父亲的事业，陈医生在这个平凡的岗位上默默坚持了很多年。当陈医生参加"丰盛的生命"系列培训班并按期取得了乡村医师资格证时，表示"非常感谢爱德基金会的援助项目，为我们提供了如此宝贵的培训机会，这样的培训班十分有意义，让我们这些乡村医生学到了许多在日常实际工作中能够运用到的临床医疗技能，特别是小儿惊厥的诊断与临床处理、小儿出疹性疾病的鉴别诊断以及急诊急救的相关知识，让我们把过去书本上所学模糊的诊断变得更加清晰，通过本次培训，我们每个人都受益匪浅，我们掌握了真本领，可以更好地为群众提供医疗卫生服务，感谢爱德慈善基金会对我们的资助。"

这么多年的坚持，陈医生对这份职业的热爱以及对病人的负责受到了广大村民的一致好评。目前，该村只有陈铁东一人负责村卫生室的相关工作。在担任集中村村医期间，让陈铁东记忆深刻的是 2017 年有位病人出现心脏骤停，他立刻进行了紧急抢救，将这位病人从死亡的边缘抢救回来，病人意识清醒后不断地道谢，让陈医生十分感动。村卫生室日常工作十分繁重，工作时间也是随着具体的工作安排来定，微薄的收入难以维持家庭的正常花销，加之当时村医的养老保险问题还未得到解决，但陈铁东对医学的热爱从未停止。他表示，如果有机会，希望可以参加更多的培训和学习，在之前的基础上提高自己的医疗水平，更好地为村民服务。

（二）援建村卫生室

到 2011 年底，爱德基金会总共援建了 190 所村卫生室，其中 2005 年以前是149所，2012年自治区发改委决定在南部山区投资建设1033所村卫生室。结合当时状况，仍有930所村医疗卫生室需要建设。因此，改善农村居民的就医环境也是爱德基金会"丰盛的生命"项目的重点之一。通过筛选，爱德基金会在石嘴山市平罗县、吴忠市利通区、中卫市中宁县和固原市西吉县选择8个没有标准卫生室的村作为项目村，在这些项目村中各建设1所四室分开、产权归集体所有的医疗卫生室。其中，石嘴山市平罗县5所（黄渠桥镇永丰村、通惠村，陶乐镇庙庙湖村，渠口乡分水闸村，通伏乡新丰村），吴忠市利通区、中卫市中宁县和固原市西吉县各1所（金银滩镇金川村、石空镇黄庄村、新营乡二府营村）。每个村卫生室的建筑面积为80 ~ 100平方米，其中服务人口在2000人以下的为80平方米，人口在2000人以上的为100平方米。此项目的开展不仅为村医提供了良好的工作环境，更让当地村民有了良好的就医环境。

（三）爱心药包

近年来，随着经济的高速发展、社会的繁荣昌盛，国家越来越重视人民群众的医疗健康问题，出台了一系列便民卫生政策，加大了对群众基础医疗服务的投入。

国家实施了新型农村合作医疗，大大地缓解了人民群众看病难、看病贵的问题，但是在一些经济欠发达的地区，仍然有一部分群众，由于受当地的经济和交通等发展的制约，还生活在贫困线下。个别贫困家庭看病，即便有了新型农村合作医疗的报销，还是难以支付需要自费的那部分费用，所以因为贫困而放弃治疗的现象依然存在，这部分困难群众亟须来自国家和社会多方面的关怀与帮助。

爱德基金会通过"丰盛的生命"项目为其援建的村卫生室免费提供爱心药包。在平罗县，了解各村贫困居民的药物需求情况，通过乡村医生根据本村实际，对慢性疾病、常见性疾病患者、特困户及老年人所在的家庭进行筛查，针对那些购买药品在经济上有困难、受大病拖累等需要帮助的人及五保户，初步拟订爱心药包中的药品内容，再通过基本药物采购平台，确定需要采购药物的品种和数量，由平罗县卫生局负责统一购买了包括阿司匹林肠溶片等在内的 49 种基本药物，分别为新丰村、通惠村等 5 个项目村的卫生室提供爱心药包（每个价值 5000 元左右）。通过项目办公室核实的困难群众和家庭可以定期或不定期到村卫生室领取相关药物，乡村医生负责登记造册，患者签字。

2014 年 7 月 10—14 日，爱德基金会分别为平罗县的 134 户困难群众和需要帮助的家庭发放常见病、慢性病常用药物，共计发放药品价值 25000 元。爱心药包公益项目不但极大地减轻了困难群众在药物上的支出负担，鼓励他们有病坚持治疗，更为重要的是加强了贫困村民对于常见病、慢性病的预防控制，减少了贫困家庭"小病扛、大病拖"的现象，对村民的身体健康以及社区的疾病预防控制工作都起到了积极的作用。

案例二　爱心药包暖民心

平罗县黄渠桥镇永丰村一队村民马维清老人，患有前列腺炎 20 余年。因家境困难，一直断断续续买药在家治疗。正在疾病发作无钱购药的时候，黄渠桥镇中心卫生院工作人员给他送去了共计 150 元的普乐安胶囊、特拉唑嗪片、左氧氟沙星等药物。马维清老人热泪纵横，连声说："谢谢你们啊！没有你们的药，我可怎么办，这么多年的问题让你们帮我解决了！"老人的感谢让黄渠桥镇中心卫生院的工作人员也流下了热泪，感慨地说："感谢爱德基金会的援助，温暖了我们村民的心，要是我们的父老乡亲都能这么幸福健康多好啊！"

（四）社区健康行活动

2013 年 5—6 月，爱德基金会项目组和平罗县卫生局的工作人员分别在平罗县的 5 个行政村开展了关于社区健康行的调研，主要是通过住户走访与村民访谈来确定社区健康行的内容与形式。工作人员还深入到村民家中了解村民的生活状况，如每日消费、所需生活用品等。在确定了村民的需求之后，工作人员邀请平罗县人民医院及乡镇卫生院相关科室的医务人员对 5 个行政村的村民开展体检和义诊工作。

2013 年 6 月，通过爱德基金会援助项目，由平罗县政府统一招标采购血尿常规以及生化等用于血液检查的试剂，共计 99080 元，购买健康控油壶、围裙等健康宣传品，共计 41600 元。邀请县级医院专家、乡镇卫生院医务人员、乡村医生组成社区健康行服务团队，为广大村民提供基本医疗卫生服务。

2013 年 7 月 10—14 日，爱德基金会项目组和平罗县卫生局，分别在黄渠桥镇通惠村、永丰村，渠口乡分水闸村、宏潮村，通伏乡新丰村开展了"社区健康行"活动。为这 5 个项目村的 8600 名村民提供了健康体检，为 187 人次提供了义诊，发放 2000 份健康控油壶、围裙等健康宣传品。通过发放健康教育处方、观看健康教育影像、解读健康教育宣传展板、健康体检、义诊等形式多样、便于村民理解的活动，使村民更深入地了解到相关健康保健知识，体验到了健康卫生服务，同时也促进了他们健康生活习惯的养成。

案例三　社区健康行，健康伴你行

杨卓君是平罗县通伏乡新丰村的一名村医，参加了历时 3 个月的爱德乡村医生培训项目后取得了乡村医师资格证书。由于对医学的热爱，加之喜欢村卫生室的工作环境，杨卓君自毕业后就选择留在了基层从事医疗卫生服务。目前，平罗县通伏乡新丰村只有杨卓君一名村医负责全村的医疗卫生工作。杨医生谈到在自己小孩未入学之前，几乎一整天都在村卫生室，工资待遇相对目前的生活花销较低，对医学的热爱以及对村民的责任使其坚定信念从事这份平凡但又神圣的职业。在与杨医生交谈的过程中了解到，在从医的经历中，令其难忘的是每次出诊参与急救工作，挽救生命的兴奋与无能为力的沮丧，有喜悦、有辛酸、有遗憾，但更多的是从事这份事业的自豪。杨医生也希望可以有更多的机会参加理论和实践培训，学习更加扎实的临床技能，更好地为病人服务。

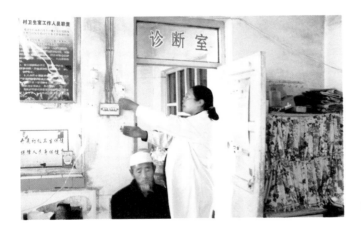

村医杨卓君

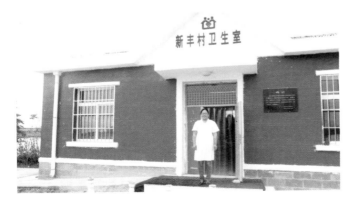

爱德基金会援建的
新丰村卫生室

2013 年 7 月 14 日，爱德基金会举办的"丰盛的生命之健康社区行"活动在新丰村开展。正值酷热的长夏，在新丰村村部，炎炎烈日也阻挡不住村民的脚步，大家纷纷而至，像赶集一样涌向这里。杨卓君忙碌地接待着每一位村民，向他们介绍在哪里检查血压，在哪里检查血糖，哪里是县级专家组，在哪里领取健康服务包。每一个服务团队前面都集聚了好多村民，他们有序地排着队，等候服务。工作人员顾不上炎热，顾不上擦汗，顾不上喝口水，耐心而细致地为每一位村民做相关检查。平罗县人民医院心内科主任孙学枝认真地给大家讲解高血压病的防治知识，大家都被孙主任深入浅出的讲解吸引了，认真地听讲，不时还有群众提出问题，孙主任都耐心地解释，直到他们听明白为止。新丰村社区健康行活动气氛热烈、秩序井然，村民都高兴地说："今天真的是学到了不少健康知识，而且还领到了那么多健康用品，回到家一定要改掉以前的陋习，开始健康的生活。"

三、项目成效

"丰盛的生命"项目通过对乡村医生的系统培训，以提高乡村医生的医疗卫生技术水平；通过援建卫生室，改善农村居民的就医环境；发放爱心药包，解决部分贫困居民购买药品困难的问题，改善当地贫困人口的健康状况；通过社区健康行活动，培养村民的自我健康意识，提高当地农村居民健康水平。"丰盛的生命"项目在一定程度上提升了宁夏贫困地区健康水平与卫生服务能力，为提高当地人民生活质量奠定良好基础。

（一）减少部分贫困群众药品支出

过去，宁夏贫困地区的群众受到特殊经济环境等各方面的制约，存在着看病难、看不起病的问题，一些贫困家庭难以支付医疗费，亟须帮助。爱德基金会通过"丰盛的生命"项目为贫困乡村援建卫生室，为贫困群众免费提供爱心药包，提供一些基本常见药品，减轻了困难群众在药费上的支出负担，为他们排忧解难。

（二）加强基本公共卫生服务能力

通过"丰盛的生命"项目对村医进行系统的培训与考核，主要从临床技能、急诊急救、基本公共卫生服务等方面进行了详细讲解与实操。项目直接受益者达到 2000 人，间接受益者达到 7500 人，有效带动了项目村基本公共卫生服务的落实，使慢性病管理、老年人健康管理、妇幼保健、健康教育等基本公共卫生服务项目得以加强。

（三）改善贫困地区的就诊环境

一间破败不堪的泥房，一张简陋的床，几件看病用的简单仪器，这就是过去宁夏贫困地区村民就医、村医工作的环境。如此简陋的条件根本难以达到观察、诊断、治疗、储药四室分开的标准，村民们也无法获得优质的医疗服务。"丰盛的生命"项目选择了 8 个村进行村卫生室建设，每个卫生室均做到四室分开。此项目的开展为村医提供良好工作环境的同时，更是为村民提供了安全、放心、方便的就诊环境。援助的物资和设备也在一定程度上提升了贫困地区卫生室的基础设施水平与医疗水平。

（四）引导村民养成健康生活方式

在一定程度上，宁夏贫困地区群众的生活方式不合理，没有健全合理的健康意识。"丰盛的生命"项目针对这种情况，对当地贫困群众开展了健康宣讲、健康体检、义诊、发放健康宣传品、观看健康教育影像等活动。通过这些活动，推动村民养成去除四害、早晚刷牙等卫生习惯，使村民在家享受专家的诊疗服务，得到一流专家的一对一健康指导，增强村民健康生活的信心。在了解健康保健知识的同时，当地群众切实体验到了健康卫生服务，更能促进他们健康生活习惯的养成。

四、展望

（一）提升基层医疗卫生服务水平

诸多项目的实施使宁夏贫困地区的医疗服务水平有所提升，但作为基层医疗服务机构，其具有"兜底"的重要作用，要不断提升基层"兜底"的功能，才能更好地让群众享受到高质量的医疗卫生服务，实现"病有所防、病有所治、病有所保"目标。首先，大力培养村医，提升基层医疗"兜底"能力。对现有村医进行多方面的培训，提供去上级单位进修学习的机会，增加临床经验，提升技术水平。其次，上级医院单位安排专家下基层进行医疗技术指导，开展形式多样、内容丰富的义诊活动，与基层医生建立良好的协助会诊模式。最后，为基层医疗服务补充"新鲜血液"，缓解村医老龄化问题，出台相关政策鼓励医学院校毕业生到基层工作，提高基层卫生医疗单位的服务能力。

（二）加强村医队伍建设

贫困地区的村医作为当地群众看病的主力军，承担着为当地群众健康保驾护航的重要责任。通过各种项目对村医进行系统的培训与考核，可以在一定程度上提升他们的临床技能、急诊急救等各方面能力。但由于村医本身学历偏低，没有机会参与更多的提升学习，也在一定程度上限制了他们的医疗水平。在对他们进行培训的同时，更应该考虑到对村医各方面政策的扶持，从政策层面给他们提供发展的便利条件，减轻他们的生活工作负担，对他们的收入与医保等方面进行政策倾斜，进一步提高其诊治水平与生活水平。另一方面，在很多贫困地区出现了村医老龄化的现象，后继无人的问题相对比较突出，这也是现在农村卫生工作面临的一大难题。应鼓励医学院校学生在基层工作，给予他们良好的发展条件与保障，激励他们扎根基层，为基层人民服务。

参考文献

[1] 郭屹 . 浅谈基层医疗卫生机构基本公共卫生服务工作 [J]. 财经界，2016（20）：363.

社区健康行　健康伴你行

——公益宝贝社区健康行活动

一、项目背景

在 20 世纪 90 年代，爱德基金会主要做农村社区建设，围绕社区做综合治理和发展，通过恢复自然系统、环境系统和社会系统，实现人与人、人与社会之间和谐关系的构建。农村社区建设工作都是围绕着满足人的基本需求展开的，即解决温饱问题和实现可持续发展。在帮助农村地区建立卫生室并对乡村医生进行培训的同时，爱德基金会还通过对农村社区居民的宣传、义诊以及药物发放等活动来为农村社区提供医疗卫生服务。2015 年 7—10 月，爱德基金会在坚持社区发展思想的基础上，不断拓宽慈善公益事业，启动了"公益宝贝社区健康行项目"。

为了培养村民的自我健康意识，提高村民健康水平，受爱德基金会援助项目的委托，平罗县在通伏乡新丰村及周边约 7500 名群众中开展公益宝贝社区健康行活动，活动内容丰富，取得了良好成效。

二、项目内容

公益宝贝社区健康行项目为通伏乡新丰村 17 名家庭贫困的慢性病患者每人免费发放价值 2207.58 元的爱心药包，发放范围涵盖了特困户、残疾户、五保户、留守老人，为他们解决了实际困难，减少了药品支出，真正做到了访贫思廉、济困救难，得到了包括受益人在内的村民赞许。

公益宝贝社区健康行项目免费为 2000 人进行健康体检，以户为单位发放健康服务包 2000 个，对村民养成良好的卫生习惯起到了积极的推动作用，促进了村民健康生活方式的形成。邀请了区、市、县各级医疗领域的专家对村民进行大型义诊活动，使村民在家中就可以享受到专家的诊疗服务，得到一流专家的健康指导，增强村民健康生活的信心。

（一）发放爱心药包

平罗县爱德基金会公益宝贝项目组在通伏乡新丰村以下村入户的方式筛选了金玉莲等 17 名家庭贫困，需长期服药，患有高血压、关节炎、冠心病等慢性病患者。依据这 17 名村民药物需求的实际情况，通过基本药物采购平台，购置了复方丹参滴丸、通心络胶囊、双氯芬酸钠、活血止痛胶囊等药物，配备爱心药包 17 个。在 2015 年 8 月 27 日、28 日，将爱心药包亲自送到了这 17 位患者手中。这次爱心活动减轻了困难群众的药费支出负担，为他们排忧解难，彰显了爱德基金会的博爱精神，受到当地群众的普遍赞许。

案例一 爱心药包缓解疼痛

通伏乡新丰村二队村民马生义老人，已经 82 岁高龄了，患有风湿性关节炎 30

余年。因家庭条件困难，马生义老人一直没有去医院接受正规的治疗，30 多年来断断续续买药在家治疗，如今被病痛折磨得只能靠双拐行走。恰逢这两天天阴下雨，老人的双膝关节疼得特别厉害，国家的低保补助金已经全部花完了，老人正愁着借钱买点药吃。平罗县爱德基金会公益宝贝项目组的工作人员给老人送去了共计 126 元的双氯芬酸钠、活血止痛胶囊、舒筋活血丸等治疗风湿性关节炎药物。马生义老人感动地连声说："谢谢，谢谢你们啊！这几天我疼得非常厉害，低保补助金也用完了，没办法买药看病，如果没有你们的药，我这真的不知道要怎么过了。"

（二）关爱空巢老人、留守儿童和残疾人行动

爱德基金会公益宝贝项目组在平罗县的 5 个项目村开展了"关爱空巢老人"健康服务活动。项目组工作人员联合当地敬老院、社会福利院等为空巢老人和"三无"（无劳动能力、无法定赡养、无经济来源）老人提供生活照料、心理抚慰、应急救助、健康保健等健康服务，开展一对一或多对一的结对帮扶活动。

爱德基金会公益宝贝项目组与当地儿童福利院联合开展"关爱留守儿童行动"健康服务活动，对留守儿童实施帮扶活动，为留守儿童捐赠健康书包、健康书籍，让他们从小树立健康生活的理念。

爱德基金会公益宝贝项目组与当地残联和残疾人康复中心共同开展"关爱残疾人行动"健康服务活动。结合残障患者在应急救助、康复保健等方面的实际需求，开展残疾人康复保健服务活动，推动扶残助残服务行动持续健康发展。

案例二　为空巢老人送爱心

通伏乡新丰村五队村民马玉兰是一位空巢老人，已经 75 岁高龄了，老伴去

世早，儿女们都出去打工，家里就剩下她孤身一人。儿女的日子过得也不富裕，平时没有办法补贴她，马玉兰老人自己丧失了劳动能力，生活没有规律，一日三餐能凑合一顿算一顿，患有冠心病已经15年了，又患上了胃溃疡。平罗县爱德基金会公益宝贝项目组工作人员来到马玉兰老人的家中，看望老人，帮助老人收拾屋子。工作人员问老人平时不看病买药吗？老人难过地指了指自己家说："你们看看我哪里有钱看病买药啊。"当工作人员说明来意，并将价值107.58元的复方丹参滴丸、雷尼替丁等药物交到老人的手中，耐心为老人讲解药品说明书，直到教会老人怎么服用药物，老人感动地流下了眼泪，说："你们真是好人啊！希望你们常来看看我呀！"工作人员欣慰地告诉老人家："我们爱德基金会就是关注困难人群的，会经常来看您的。"并嘱咐老人按时服药，要健康生活。

（三）健康体检活动

公益宝贝健康体检活动以增强群众卫生健康意识、倡导健康生活方式、提高全民健康素质为重点，开展形式多样、内容丰富的居民文明行为和卫生预防保健知识宣传教育、行为干预、义诊咨询等健康教育与健康促进活动。为了更好地做好公益宝贝健康体检活动，项目组与平罗县卫生局共同成立了专门的领导小组，下发了关于活动的通知，针对活动内容、时间、要求进行了总体部署。为确保公益宝贝健康体检活动的物质保障，通过政府招标采购的形式，购买了价值30840元的体检试剂。自2015年8月29日起在项目村新丰村及其周边村队对2000人进行免费的健康体检活动，截至9月30日共完成健康体检2198人，完成项目任务的109.45%。

健康体检为高血压和糖尿病患者进行集中免费体检，为其他群众开展了内科常规、心电图、血糖、肝功、血脂、血尿酸等免费体验项目。此活动为居民每人进行一次健康体检、建立一份健康档案、制订一个健康计划、拥有一份健康处方，动员广大群众改变不良的生活方式，提高居民的健康意识和公共卫生知识水平。

案例三　爱德体检送健康

2015年9月5日一大早，通伏乡卫生院走廊里挤满了前来体检的村民，原来爱德基金会公益宝贝健康体检活动今天在这里开展。项目组抽调通伏乡辖区内家庭健康责任医生组成了若干个体检小组，每个小组的家庭健康责任医生都在忙碌着招呼每一个村民，认真地为每一位群众测量血压、检查血糖、抽血化验、做心电图。每一个体检小组前都围了很多村民，大家有序排队，耐心等待，工作人员耐心细致地给村民一一检查。群众普遍都说这样的项目真的特别好，体检很全面仔细，以后要坚持每年都进行一次健康体检，不要等到身体不好了再体检，那样的话，健康幸福的生活就要失去了，要珍惜现在的日子，养成良好健康的生活习惯。

（四）发放健康服务包

为了不断培养村民自我健康保健意识，提高农村居民的健康水平，爱德基金会公益宝贝项目通过平罗县政府招标，采购了价值23600元（专项经费10000元，项目配套13600元）的日常用品，包含苍蝇拍、刷牙杯、牙刷、牙膏、宣传扇等健康干预物品，分包成2000个健康服务包。采取健康体检集中发放、随同爱心药包一同发放、随访慢性病患者发放、项目村卫生室发放、入户发放等形式，同时在项目村活动场所摆放健康教育宣传栏，播放健康知识影像，向村民宣传健康知识，形式多样、内容丰富的活动吸引了很多村民前来参加。健康包的发放不仅为村民提供了医疗物质保障，而且更多的是给村民们普及了健康知识，使得他们增强健康意识，提高防病意识，保持健康生活习惯。

案例四　健康服务包载爱心

2015 年 8 月 27 日，爱德基金会公益宝贝项目组的工作人员走进通伏乡新丰村二队村民杨金林老人的家中。工作人员看到杨金林家中的物品随意摆放，桌面、灶台布满灰尘，墙角到处挂着蜘蛛网，洗脸毛巾也是黑的。当问及为何不将屋子收拾干净时。杨金林说，整天忙着地里干活，根本没有时间收拾家里的卫生。工作人员一边帮助杨金林老人收拾房间，一边讲解养成良好卫生习惯的好处，告诉老人和家属，家里不收拾干净，有好多细菌住在家里了，病从口入。看到工作人员把家里收拾得井井有条，整洁干净，杨金林老人笑着说："真好，看着舒服多了，你们比我的子女都强啊！"看到家里没有一个牙缸和牙刷，工作人员很是奇怪，杨金林说："我们老两口都已经老了，现在不刷牙了。"工作人员把健康服务包送给杨金林老人，嘱咐道：人是老了，可是健康没有老呀，每天坚持刷两次牙，对身体的好处可是多着呢！口不臭，吃饭香，牙口也好了，病菌也杀灭了，有了健康的身体，才能享受幸福快乐的老年生活呀；有了良好的卫生习惯，才能少生病，少让孩子们担心！杨金林老人一直点头表示感谢，"今后，不管多忙，我们老两口也要注意卫生习惯，你们今天不来，我可能就这么糊里糊涂地活着呢。"

（五）社区健康行义诊活动

2015 年，在 9 月 19 日、27 日两天里，爱德基金会公益宝贝项目组的工作人员分别在新丰村村部、永兴村村部为 7 个项目村的 7500 名村民提供了形式多样、丰富多彩的社区健康行体检、义诊等服务活动，由自治区中医医院专家、平罗县中医医院专家组成专家义诊团，分别设立了健康体检区、专家义诊区、健康干预品发放区，在现场接受义诊、咨询群众 256 名，健康体检的群众 684 名，发放健康干预品 3420 件。

案例五 免费义诊除病痛

2015 年 9 月 19 日，在新丰村村部，公益宝贝社区健康行义诊活动现场，平罗县中医医院主任医师何建富接诊了一名患者。她叫马兰香，62 岁，右胳膊肘已经连续疼了 1 个多月，病也看了，药也吃了，就是不见好。马上就要收水稻了，看着老伴每天忙里忙外的，自己又帮不上忙，连做饭都很费劲，马兰香是看在眼里，急在心里呀，整天愁眉苦脸。这几天听说有专家免费来村子里义诊，马兰香抱着试试看的心态，找到了何建富主任。何主任仔细地询问马兰香患病的经过，经过系统诊查，何主任认为马兰香是肘关节脱位，何主任现场就给马兰香进行了肘关节手法复位。不一会儿，马兰香立刻抬起胳膊摸着自己的脸，高兴地说："谢谢何大夫呀，我这胳膊一个多月都没有抬起来了，洗脸都只能用一只手啊！我现在就去帮着老头子干活去，何医生，今年稻子丰收了，我请你吃新鲜大米！"看着马兰香老人高兴地走了，公益宝贝项目组的工作人员和参加义诊的大夫都觉得这种送医送药送健康的公益宝贝行动应经常开展，惠及更多百姓！

三、项目成效

为了使项目顺利开展、实施，爱德基金会公益宝贝社区健康行项目做了大量工作。

（一）充分的重视

开展公益宝贝社区健康行活动是惠民工作的重要举措，项目实施单位充分认识到这项活动的重要意义，按照项目实施的要求，把好质量关，切实把好事办实办好，让广大的受益群众感受到了本次项目的温暖。

（二）精心的组织

本次公益宝贝社区健康行活动实施的过程中，爱德基金会项目组和当地各级卫生部门、慈善部门等密切沟通与联系，有计划地推进各项活动。同时结合活动的实际情况，积极做好组织、宣传、发动和协调工作，做好各项活动的统计和上报工作，保证了本次活动圆满完成。

（三）广泛的宣传

项目工作人员积极做好爱心项目的宣传工作，全方位、多渠道地宣传公益宝贝社区健康行活动的目的和意义，确保辖区内居民人人知晓，提高了村民的参与率。

（四）良好的服务

工作人员积极营造良好的体检环境，细化体检流程，落实体检设施、设备，设置显著标志及引导牌，确保体检任务的圆满完成。

公益宝贝社区健康行项目的实施，对全面提升基本公共卫生服务的质量具有有益的推动作用，对村民养成良好的卫生习惯具有积极的促进作用，对动员广大群众改变不良的行为、生活方式具有良好的影响作用，为培养村民的自我健康意识、提高农村居民健康水平，具有更为深远的意义。

四、展望

对健康知识的掌握程度和日常健康行为习惯是影响居民健康素质和水平的重要因素。对贫困地区群众的健康知识宣传，不仅体现在为现有疾病如何救治、判断，更多应该体现在如何养成良好的生活习惯，预防疾病的发生。通过健康知识宣讲、健康手册的发放以及义诊或体检，帮助群众了解自身的健康状况，尽量做到早发现、早诊断、早治疗。与此同时，更应该注重"回头看"工作的实施。在深入贫困家庭进行健康知识普及的同时，更应该通过信息记录工作，做到定期回访，维持好后期持续的支持与帮助。通过在农村开展健康教育，普及自我保健知识，从而提高当地居民的自身健康意识，养成健康的行为习惯，才能有效地提高当地居民的健康水平，提高他们的生活质量。

托起生命的太阳

——宁夏儿童保健综合服务项目

一、项目简介

儿童是人类的未来，为儿童提供必要的生存、发展、受保护和参与的机会、条件，最大限度地满足儿童的发展需要，发挥儿童潜能，将为儿童一生的发展奠定重要基础。儿童健康是国家经济社会发展与文明进步的重要组成部分，促进儿童健康发展，对于全面提高中华民族素质，建设人力资源强国具有重要战略意义。近年来，在社会各界的共同努力下，我国在改善儿童生存环境、促进儿童健康方面取得了卓越的成就。国务院颁布的《中国儿童发展纲要（2001—2010 年）》（以下简称《纲要》）显示，截至 2010 年，《纲要》确定的主要目标基本实现，儿童健康、营养状况正持续改善，但部分地区因受社会经济、文化等因素的影响，儿童发展及权利保护仍然面临着诸多问题与挑战，如贫困地区儿童整体发展水平较低等。因此，进一步解决儿童发展面临的问题，特别是儿童健康问题，促进儿童的全面发展和权利保护，仍然是今后一个时期儿童工作的重大任务。

宁夏回族自治区位于中国西北部，受地理环境、经济发展水平的影响，儿童事业发展与国内其他地区存在一定差距，儿童健康问题不容忽视。吴忠市红寺堡区、利通区位于宁夏中部，是以回族为主体的少数民族聚居区，受习惯、文化、地域等因素的制约，当地居民的自我保健意识较弱，儿童卫生保健水平相对落后。特别是红寺堡区属于移民吊庄地区，主要居民由宁夏南部山区 8 个国家级贫困县移居而来，经济社会情况不佳。当地自然资源缺乏、经济发展速度缓慢，政府对医疗卫生特别是儿童保健投入有限，医疗资源的可及性较差。此外，当地居民缺乏必要的健康知识和健康意识，长期形成的一些不健康行为，导致儿童肺炎等疾病发病率居高不下。原有妇幼保健机构中，专职儿童保健医生所占卫生技术人员的比例低，培训不到位，服务受限，乡级卫生机构尽管配备了妇产科医生和妇幼专干，但也都主要从事妇女保健工作，缺乏专职的儿科医生。儿童保健工作一直处于薄弱状态，发展滞后。

长期以来，爱德基金会始终关心着宁夏儿童健康，致力于为西部儿童提供生存、发展、受保护和参与的资源与条件，为满足西部儿童发展需要提供帮助。鉴于此，2012 年 1 月，宁夏回族自治区与爱德基金会、德国 EED 援助项目积极合作，在吴忠市红寺堡区、利通区启动并实施了儿童保健综合服务项目。此项目共投资 235.5 万元人民币，对利通区、红寺堡区 0～6 岁约 5.6 万名儿童进行为期 3 年（2012—2014 年）的健康援助。

儿童健康保健综合服务项目的实施，旨在广泛开展健康教育活动，有效地提高医护人员职业技能水平，改善当地儿童健康状况，促进儿童健康工作的可持续发展，并通过试点项目的带动，积累新生儿保健、生长发育监测、营养与喂养指导、早期综合发展、心理行为发育评估与指导等儿童综合保健服务经验，以切实落实国家基本公共卫生服务项目中的儿童综合保健服务内容，真正提高贫困地区的儿童健康水平。

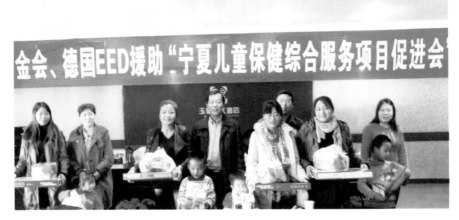

爱德基金会、德国 EED 援助"宁夏儿童保健综合服务项目促进会"现场

二、项目内容

（一）援助基本医疗设备，提升儿童保健服务能力

项目实施前，吴忠市红寺堡区、利通区两地县（区）级妇幼保健机构配备有原始的身高计和体重秤等基本儿保设施，只能为儿童提供称量体重和身高的简单保健及常见病的诊治服务，无法提供规范、全面的儿童保健服务，也无法准确评估儿童的生长、发育状况，特别是缺乏对儿童营养性疾病的筛查和评估等。乡、村级儿童保健服务水平更是低下，大多数乡镇卫生院没有配备相应的儿童保健器械，儿童保健服务工作仅限于利用预防接种日为儿童接种疫苗。医疗设备的短缺极大地限制了当地儿童就医和保健的需求，改善医疗条件成为利通区、红寺堡区妇幼保健工作的首要工作。

为保障儿童保健综合服务项目顺利实施，提高项目地区卫生服务能力，宁夏回族自治区与爱德基金会、德国 EED 在实地调研后，结合当地实际情况及儿童保健需求，为县（区）级医疗保健机构及所有乡镇卫生机构配备必备的儿童保健、诊断、治疗设备，保障当地规范儿童医疗保健服务行为的落实。

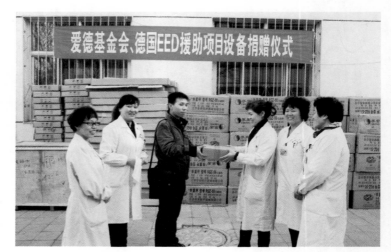

向当地妇幼保健机构捐赠医疗设备

项目通过政府招标的形式购置了 438 台总价值 59 万元的医疗设备，供项目地区儿童保健服务项目使用。其中，县（区）级妇幼保健机构配备了新生儿黄疸治疗仪、经皮胆红素测定仪、早产儿培养箱、微量元素分析仪等医疗设备；各乡镇卫生院及村卫生室配备了儿童体重秤、身高计、卧式量板、儿童保健评价电脑、便携式血红蛋白检测仪等基础医疗设备。此外，组织专业人员对设备的使用及维护进行了专业培训，确保仪器设备的正常运行及后续使用。

表 1 宁夏儿童保健综合服务项目相关设备配备情况

设　备		用　途	配备地区	是否培训	重要性
儿童体重秤、身高计		常规体检	乡、村两级	否	必　要
卧式量板		常规体检	乡、村两级	否	必　要
儿童保健评价电脑		儿童生长发育的评价	乡　级	是	必　要
血红蛋白检测仪		贫血患儿的管理	乡　级	是	必　要
新生儿黄疸治疗仪		重症黄疸的治疗	县（区）级	是	必　要
经皮胆红素测定仪		黄疸的检测	县（区）级	是	必　要
早产儿培养箱		早产儿的治疗	县（区）级	是	必　要
微量元素分析仪		检测营养性疾病中微量元素缺乏或过量	县（区）级	是	需　要
脑电生物反馈仪		检测行为性疾病中的注意力不集中、多动症等	自治区级	是	需　要
听力障碍诊断仪及屏蔽室		听力障碍诊断	自治区级	是	必　要
教学设备	多媒体	培训教学用	自治区级	否	需　要
	电视机 +DVD	各县现场教学播放示教片	县　级	否	必　要

案例一 2013 年 3 月 27 日，红寺堡区妇幼保健所一产妇因急产分娩出 32 周的早产儿。产科大夫当时建议转院治疗，家属因为经济能力有限，无能力转到上级医院，想放弃治疗。这时，儿科医生杨武向家属介绍医院儿科有爱德基金会资助的早产儿培育箱、新生儿蓝光箱、经皮黄疸仪等设备，对救治孩子有一定帮助，建议其不要放弃治疗。家属抱着试一试的态度，把孩子放进了早产儿培育箱。孩子肤色黄了，用黄疸仪测定，达到光疗标准，用新生儿蓝光箱光疗，根据孩子体温和环境温度，调节早产儿培育箱温度和湿度。经过 15 天治疗，孩子健康地出院了。出院时孩子的爷爷眼圈里转着泪花说："你们又救了我们穷人一命，有你们

这些好大夫看娃娃病莫马达（没有问题），我死了也忘不了你们呀！"当时全体儿科工作人员眼圈都红了，也感慨地说："是啊！有了爱德基金会的无私援助，我们救活了一条正在襁褓中的生命，一条因为没有钱而要放弃的生命！"

表 2　宁夏儿童保健综合服务项目设备配备数量

序　号	设　备	单　位	数　量
1	儿童体重秤、身高计	台	198
2	卧式量板	台	198
3	儿童保健评价电脑	台	14
4	血红蛋白检测仪（便携式）	台	15
5	新生儿黄疸治疗仪	台	3
6	经皮胆红素测定仪	台	3
7	早产儿培养箱	台	3
8	微量元素分析仪	台	1
9	儿童专用超声骨密度仪	台	1
10	新生儿蓝光箱	台	2
合　计		台	438

（二）完善妇幼保健人才培训模式，确保培训方法和内容切实可行

项目实施前，县、乡、村的业务人员培训大多局限在指令性的妇幼项目管理培训和日常工作部署性的管理内容的培训，缺乏针对儿童保健服务的培训。在实际妇幼保健工作中，从业人员的素质高低不仅直接影响到儿童卫生工作开展的好坏，更是关系到儿童的健康。因此，重视对妇幼保健人员的培训，增加培训机会，提高培训档次，确保从业人员素质适合妇幼保健卫生服务的需要是项目地区亟待解决的另一问题。为改善这一状况，提高乡、村级卫生

人员儿童保健综合服务水平及服务能力，利通区、红寺堡区在爱德基金会、德国 EED 援助下，调动各方力量，针对基线调查中发现的儿童保健服务培训欠缺的实际情况，实施"村级筛查和识别，乡级随访和管理，县级诊治和干预"的业务培训模式，建立符合项目地区实际的培训体系，确保培训方法和内容实用可行，有效地提高了当地妇幼保健从业人员的专业素质。

1. 编写新颖实用的儿童保健培训教材，确保培训有据可依

为保证培训质量，确保培训的科学性，项目组组织宁夏相关妇幼保健专家以《国家儿童保健工作常规》《儿童健康管理规范》《儿童疾病综合管理方法》等为依据，结合多年妇幼卫生项目培训及管理经验，编写了《宁夏儿童保健综合服务项目培训教材》。该教材以儿童综合保健服务为主线，涵盖儿童保健常规、妇幼卫生健康教育、儿童疾病综合管理三部分共计 11 章的内容，教材简练、新颖、实用，为项目地区开展人员培训和日常儿童保健综合服务工作提供帮助，深受当地儿童保健从业人员的喜爱。

2. 打造县（区）级师资队伍，形成长效培训机制

为确保培训工作质量，满足项目地区后续培训需求，形成长效培训机制，宁夏爱德项目办联合自治区妇幼保健院专家开设了宁夏儿童保健综合服务项目师资培训班，为项目地区打造了一支县（区）级师资队伍，使他们成为项目实施工作的中坚力量，便于后续乡、村级培训工作开展。

宁夏儿童保健综合服务项目师资培训班培训的主要对象是利通区、红寺堡区妇幼保健院项目相关人员、各乡镇卫生院妇幼保健专干，培训主要采用集中授课、角色扮演等方式进行，内容涵盖 0 ~ 6 岁儿童健康管理、体弱儿管理、新生儿访视、儿童喂养与营养指导、健康教育方法 5 个方面。在培训过程中，专家解读了爱德儿童保健综合服务项目实施背景和重要意义，将项目实施方案进行分解细化，对每一项主要工作内容制订一个子方案或者工作计划，发

给当地县（区）卫生局，指导他们的项目执行工作。通过培训，使项目县（区）管理及业务人员了解项目目的，熟悉项目活动内容，掌握项目活动所需各项专业知识，保证了项目的顺利实施。培训结束后，对培训人员进行培训前后测试对比，以确保培训质量。此外，培训时还注意培训人员教学能力的提升，让他们回到当地后惠及更多的基层医生，形成长效培训机制。

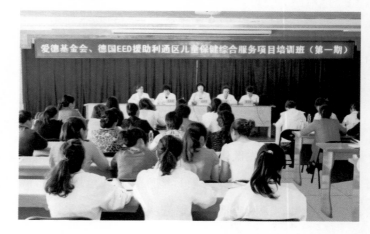

吴忠市利通区儿童保健综合服务项目培训班（第一期）现场

3. 培训覆盖县、乡、村三级，强化从业人员服务技能

根据爱德基金会、德国 EED 援助儿童保健综合服务项目实施方案，吴忠市利通区、红寺堡区卫生局在基线调研的基础上，结合实际，特制订当地三级人员培训方案，最终实现县、乡、村三级医疗保健机构业务人员培训率达 98%，儿童保健综合服务和儿童常见病的诊治能力考核合格率达 80% 的目标要求。

利通区、红寺堡区均成立培训领导小组，专人负责组织开展培训，聘请由自治区培训选拔成立的县（区）级师资队伍，采取小讲课、学员参与式教学、小组讨论、角色扮演、观看录像等形式，对县（区）级妇幼保健院妇幼保健管理人员、儿童保健人员和儿科医师，各乡镇卫生院妇幼保健专干，各村乡村医生及保健员共 470 人（红寺堡区 120 人，利通区 350 人）分小组分期进行集中脱产培训。培训内容涵盖爱德基金会、德国 EED 援助儿童保健综合服务项目管理、儿童保健管理、儿童疾病综合管理、婴幼儿喂养、健康教育、信息上报流程及具体要求等方面。培训后，乡、村两级医疗保健机构业务人员儿童保健管理和儿童疾病综合管理水平得到了显著提高，儿童常见病诊断、治疗和评估能力得到明显改善；从业人员学会了运用健康教育的方法和技巧，指导妇女正确喂养儿童，如何加强儿童营养，以提高其健康水平。

培训结束后，项目组对乡专干和村保健员及乡医的儿童保健相关保健和医疗诊治技能进行随机抽查与考核，基层妇幼保健人员的儿童保健服务和常见病的诊治能力考核合格率利通区达到 89.9%，红寺堡区达到 84.3%，总体达到 88.1%，符合项目实施要求。这一培训强化了利通区、红寺堡区儿童保健从业人员的服务技能，加强了基层卫生机构对于儿童常见健康问题及常见疾病的诊疗能力，改善了儿童就医诊疗的基础条件。

案例二 吴忠市利通区三级人员培训工作收效明显，乡医、保健员、妇幼专干通过多种形式的培训后，工作能力有了明显提高。特别是自项目开展以来，利通区要求乡级及社区的儿童保健人员轮流到吴忠市妇幼保健院短期学习、培训，考核合格后进行工作。通过儿童保健知识的培训，村级保健人员对儿童保健工作有了全新的认识，比如板桥乡的乡医、保健人员通过培训后，牢记儿童保健程序，他们将每个孩子的保健日期记录在自己的工作手册中，定期通知家长到指定的地点完成儿童保健。他们还会定期上门宣传儿童喂养知识、危重症疾病识别知识等，儿童家长深受影响，儿童保健意识明显提高，由过去的"要我保健"变为如今的"我要保健"。有个保健员风趣地说："自从开展了爱德项目，我的孙子都少输了几次液体，孩子保健做好了，辅食添加合理了，现在几乎不得病了。"

案例三 2012年9月22日，在红寺堡区儿童保健综合服务项目培训班培训结束后，每个培训人员都要写一篇心得体会。太阳山镇羊坊滩村医撒宏刚这样写道：爱德基金会儿童保健综合服务项目，体现了社会对医疗卫生的重视和关注。以前我对儿童保健知识很不了解，曾发生过误诊现象。有一名5岁男孩来我卫生室就诊，有呕吐现象，头疼明显，体温37.8℃，按普通感冒给予治疗。晚上接到家长电话说"患儿头疼明显，呕吐不断"。由于太晚，我让家长给患儿补服感冒药。天亮后家长带患儿来卫生室诊治，体温37.3℃，颈软，无直视，可是在检查脚底时，有阳性反应。这时我感觉患儿可能患有脑膜炎，于是交代家长到上级医院治疗，经红寺堡区人民医院确诊为脑膜炎。如果患儿第一次就诊时，我能更仔细地询问病史并做个全面检查，患儿就能更早接受治疗。通过本次培训，我掌握了儿童健康及其保健相关知识，为以后开展儿童保健综合服务工作打下坚实基础，同时也深刻认识到儿童保健和儿童疾病综合管理的重要性，对儿童疾病综合管理有了更为全面、系统、正确的认识，真是受益匪浅。希望以后能有更多这样的培训，使我有信心也有能力做好儿童保健和疾病管理工作。

4. 开展托幼机构管理培训，全方位保障儿童保健工作质量

托幼机构是学龄前儿童集聚的生活场所，因儿童发育特点和集聚特性，多高发儿童常见病和传染性疾病。托幼机构保健是儿童保健工作的重要组成部分，全面保障了集体生活儿童的健康和发展。为全面提升项目地区儿童保健工作质量，在吴忠市卫生局的支持协调下，吴忠市妇幼保健院组织利通区各托幼机构负责人、保教主任、卫生保健人员共126人参加了托幼机构卫生保健培训班。吴忠市妇幼保健院组织儿科、儿童保健科、院感科等科室的业务骨干讲解了《托儿所幼儿园卫生保健工作规范简介》《托幼机构常见传染病的特点和预防》《托幼机构消毒管理》《幼儿园营养膳食》等内容。培训

结束后，对各托幼机构工作人员进行了业务考试，确保培训质量。托幼机构工作人员纷纷表示，通过此次培训学到很多对日常工作有指导性的知识，希望以后多参加这样的培训，尽快规范托幼机构卫生保健管理，为儿童提供尽可能完善的卫生保健服务。

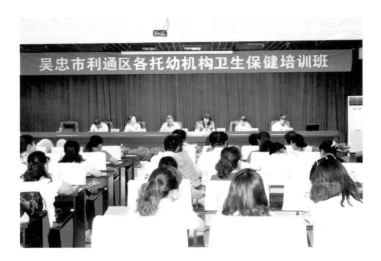

吴忠市利通区
托幼机构卫生保健
培训

托幼机构培训工作的实施为贯彻新的《托儿所幼儿园卫生保健工作规范》，加强托儿所、幼儿园卫生保健工作，切实提高托幼机构卫生保健工作质量，推动爱德基金会、德国 EED 援助儿童保健综合服务项目深入全面开展，落实宁夏回族自治区妇女、儿童两个规划（2011—2020 年）目标任务发挥了重要作用。

　　案例四　2013 年 6 月 25 日一大早，吴忠市众禾宾馆七楼会议室就已经很热闹了，前来参加利通区托幼机构卫生保健培训班的托幼机构负责人、保教主任、保育员兴致勃勃与报到人员交谈报到。领到培训资料后，他们迫不及待地打开资料，浏览课程设置和授课内容。

　　小星星幼儿园园长赵文玮看到培训资料后，高兴地对吴忠市妇幼保健院托幼机构管理人员马翔宇说："马大夫，好几年了，你们都没有办过这样大规模的培训班，没有好好培训培训我们儿童保健的内容，我们都感觉你们不管我们了，像个没娘的孩子。"马翔宇笑着说："多亏爱德项目的大力支持啊。"赵园长说："是啊，自从利通区的爱德项目实施后，我感觉到你们对儿童保健工作很重视啊，入托体检从数量、质量及你们体检表的内容设计都有了明显变化，你们检查的质量高，对我们也是一个很大的帮助啊。"马翔宇说："是啊，希望通过我们的培训，能使每一个孩子都享受到你们提供的最完善的服务，希望他们健康快乐地度过童年。"

（三）普及科学育儿知识，多措并举形成良好社会氛围

育儿知识水平的提升能促进父母对营养问题的认识，能够进一步推动儿童保健水平的进步。基线调查显示，由于当地儿童看护人的文化程度普遍较低，高中及以上文化水平人数仅占 9%，而且看护人为母亲的比例低的缘故，2012年初，当地看护人儿童保健知识平均知晓率仅为 71.4%（其中，红寺堡区总知晓率为 67.5%，利通区总知晓率为 73.7%）。开展儿童健康教育工作，首要内容就是帮助儿童家长树立儿童保健意识，向家长说明儿童保健工作的社会属性及其公益性、福利性，并对工作涉及的领域及具体工作内容进行介绍。通过强调儿童保健对儿童自身成长、家庭生活及社会发展的重要和深远价值，提升其认识度和重视度，使其能够更积极主动地参与和配合项目组开展的相关活动。

爱德基金会项目办联合项目区卫生局，结合"健康宁夏全民行动"，开展各种形式的健康教育知识传播活动，举办家长学校，使儿童家长获得更多的科学育儿、疾病预防、危险体征的识别等儿童保健知识，减少因家长护理或处理不当造成的儿童死亡，普及儿童保健知识，实现 0～6 岁儿童家长儿童保健知识健康教育覆盖率达 85%，知晓率达 70% 以上，促进儿童健康工作的可持续发展。

1. 通过多途径宣传，积极推进基层健康教育工作

项目开展后，利通区、红寺堡区妇幼保健部门通过多途径展开健康教育工作。

一是印制宣传手册，制作健康知识宣传墙。为保障儿童保健健康教育工作科学有序进行，爱德基金会项目办统一印制并发放了《儿童健康管理手册》《孕产妇健康管理手册》2 万套（利通区累计发放 1.2 万套，红寺堡区累计发放 0.8 万套）。此外，在乡镇、社区的宣传栏、宣传墙上定期张贴妇幼健康保健知识。在知识的选择上，结合社区或附近区域儿童保健工作动向，及时调整健康教育的内容和形式，注重结合儿童自身特点，使得健康教育工作更具科学性。

二是 DVD 视频宣传。吴忠市妇幼保健院在儿童保健综合服务项目的支持下，对妇产科住院部、儿科住院部、门诊留观室、门诊候诊大厅等安装的电视及时进行调整和整合，购买了多种妇幼保健知识宣传 DVD，每周定期播放。该项宣传简便、受众广泛，得到了广大患者与家属的一致好评。使就诊患者在候诊及治疗的同时，接收到自己需要的妇幼保健知识，对他们孕产期保健、科学育儿、防病治病等有重要的指导作用。同时，将 DVD 光盘发放到乡镇卫生院、村卫生室，选择农闲时间，通过县、乡、村广播及电视开展儿童健康知识传播，强化知识宣传。

三是举办适龄妇女健康教育大讲堂。为更方便适龄妇女接受科学正规的健康教育知识，项目地区的妇幼保健专家根据当地乡镇及社区分布情况，走出医院，走向基层，举办多期健康教育大讲堂，在课堂上讲解妇女保健、儿童健康基本知识，发放儿童保健基本信息、新生儿疾病筛查、儿童家长学校等宣传折页，确保健康教育活动覆盖所有乡镇、社区。授课结束后，组织适龄妇女进行妇幼保健知识竞赛活动，并对表现突出的妇女给予物质奖励。许多妇女详细向授课老师询问孕期及育儿过程中存在的问题及疑惑。通过不断学习妇幼保健

知识，她们改变了陈旧孕育及育儿观念，确保自己及孩子身心健康。

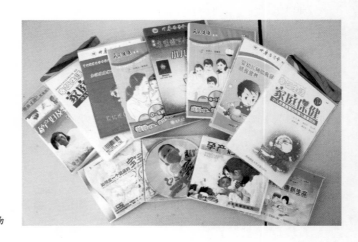

妇幼保健知识读物

四是孕妇学校、街头（村）义诊齐助力。开设孕妇学校的主要目的是进行有组织、有计划的社会教育活动。就儿童保健工作而言，主要针对儿童家长及孕妇开展健康教育。利通区、红寺堡区妇幼保健机构依托原有孕妇学校，组织相关卫生人员详细讲解正常新生儿特点与保健、婴幼儿营养与科学喂养、儿童营养性疾病预防等知识，鼓励儿童家长及准妈妈积极参与，解答其在孕期、育儿过程中的困惑与难点。此外，每个村卫生室设立一个健康教育咨询点，利用群众取药看病、预防接种等机会开展儿童保健知识宣教（发放宣传材料、讲解相关知识等）。村医或妇幼保健员通过义诊、入户家访等多种形式，对家长和儿童的不健康行为进行干预。

案例五 为了提高广大群众儿童保健知识知晓率，以及宣传儿童保健新项目，吴忠市妇幼保健院制作了纪实片《托起生命的太阳》。该短片时长 20 分钟，通过吴忠公共频道、综合频道、LED 宣传车等播放，广泛宣传儿童保健工作的重要性及医院开设的儿童保健新业务，受到了儿童家长的一致好评。短片播出后，许多家长慕名而来，主动要求为自己的孩子做新开设的儿童保健项目。同时吴忠市妇幼保健院在《吴忠日报》刊登了儿童保健综合服务项目开展的内容，受到了各级领导及儿童家长的好评。

2. 开展"能人妈妈"活动，传播儿童健康知识

农村女性是推动儿童保健工作的重要组成部分，一旦她们掌握了丰富的科学育儿等儿童保健知识，就可以在周边邻居中树立良好的威信，并能发挥宣传员和指导员的作用。在项目实施初，在基线调查的 8 个行政村中，每个自然村评选出 1 ~ 2 位"能人妈妈"，教会她们儿童保健知识，让她们通过"能人妈妈"角色扮演、有奖知识问答等形式，主动影响身边的儿童母亲。活动结束后发现，"能人妈妈"掌握丰富的儿童保健知识，不仅成为了项目受益群众参与的体现者、科学育儿的正确实施者、儿童健康知识的传播者，也成了群众科学育儿的指导者、身边儿童健康隐患的排查者和上报者，更是三级妇幼保健人员的依赖者。

（四）建立儿童保健综合服务管理体系，规范儿童保健服务工作

自项目实施后，各级儿童保健人员不断创新服务理念，拓展服务领域，开展了儿童智能测评、儿童骨龄评价、儿童骨密度测评、新生儿疾病筛查、儿童康复训练、儿童口腔保健、体弱儿专案管理和双向转诊、艾滋病梅毒及乙肝母亲所生儿童的专案管理、残疾儿童管理、托幼机构规范管理等业务，形成了"村动员、乡体检、县诊治"的儿童保健模式。

一是新生儿疾病筛查。新生儿疾病筛查是儿童保健综合服务工作的重要组成部分，也是儿童保健综合服务的起始阶段。爱德儿童综合保健服务项目也以新生儿疾病筛查为突破口，设立了新生儿疾病筛查结果反馈单，要求产后 42 天后，产妇及婴儿到妇幼保健机构进行健康体检，并领取反馈通知单，将反馈通知单张

贴在儿童健康管理手册首页，使儿童健康管理手册建卡率有了明显提高。

二是体弱儿管理。加强体弱儿管理，降低儿童死亡率，设计并印制了体弱儿双向转诊单，将乡镇及社区儿童健康检查中发现的体弱儿及时转诊到妇幼保健机构，妇幼保健机构儿科及儿童保健科专家对体弱儿进行详细检查和登记，并给予积极治疗，并将结果反馈给乡镇及社区卫生服务机构。

三是高危儿管理。设计并印制了儿童营养性疾病专案管理册（佝偻病、贫血、营养不良）和营养性疾病登记册，要求各乡镇及社区卫生服务机构将儿童营养性疾病专案管理册作为体弱儿管理的重点工具表，详细登记其信息，按照营养性疾病的分度采取不同的管理模式进行监测管理、健康教育和治疗，并定期随访。使患病儿童得到有效的治疗和保健，有效降低了儿童常见病和多发病的发生，并明显缩短了儿童营养性疾病的患病时间，改善了儿童健康状况。

表 3　儿童保健综合服务管理方法

管理机构	管理工具
村级：村卫生室、社区卫生站	母子保健手册；2 月至 5 岁患儿及 1 天至 2 月患儿的评估、分类和确定治疗表；出生花名册；儿童死亡登记册
乡级：乡镇卫生院、社区卫生服务中心	儿童保健记录；儿童保健追踪管理登记表；体弱儿专案管理登记册；体弱儿转诊单；2 月至 5 岁患儿及 1 天至 2 月患儿的评估、分类和确定治疗表；各项年报表及监测报表
县（区）级：县级妇幼保健机构	体弱儿反馈单；各项年报表及监测报表

四是托幼机构卫生保健管理。为加强托幼机构卫生保健管理，卫生行政部门高度重视，与教育部门联合下发了《关于印发〈吴忠市托幼机构卫生保健管理工作规定〉的通知》。并明确规定吴忠市妇幼保健院承担辖区托幼机构儿童健康检查工作，春秋两季对新入园儿童进行健康体检。同时将儿童健

康管理手册纳入儿童入学入托的必备材料。

五是残疾儿童管理。吴忠市妇幼保健院组织儿科、儿童保健科相关人员深入儿童福利院了解孤残儿童生存状况及康复情况，解决残疾儿童的保健、治疗与康复。

表4　儿童保健综合服务管理职责

管理机构	职　责
村　级	记录新生儿出生花名册，记录儿童死亡登记册，并上报乡级
	儿童出生后42天至3月建立健康档案，记录在儿童保健记录册并上报乡级
	督促婴幼儿到乡镇卫生院接受儿童保健服务综合管理，并承担体弱儿追踪随访工作
	定期参加乡镇卫生院工作例会
	做好健康教育工作，包括喂养指导及儿童早期发展指导
	应用儿童疾病综合管理方法对5岁以下患儿进行评估、分类和治疗
乡　级	负责辖区儿童定期体检，对筛查出的体弱儿印章标记，进行专案管理
	负责辖区儿童保健综合服务管理信息数据的汇总上报工作
	定期召开村级例会，督促、指导村级或社区开展儿童保健服务综合管理工作
	对筛查出的体弱儿加强管理，干预后无改善的体弱儿转上级保健机构并追踪其转归
	定期参加县（区）级工作例会，上报儿童保健服务综合管理情况
	组织开展健康教育工作，包括母乳喂养指导、辅食添加及儿童早期综合发展等儿童保健服务综合管理核心信息
县级及以上妇幼保健机构	定期召开例会，通报各乡开展儿童保健服务综合管理工作情况，接收乡级转诊的体弱儿，进行管理并反馈信息至乡、村级
	负责辖区儿童保健服务综合管理技术培训、技术指导工作
	配合卫生行政部门定期开展儿童保健服务综合管理的督导、考核、检查等工作
	掌握辖区儿童健康状况和主要指标进展情况，做好信息的收集、统计、上报、分析和反馈，为卫生行政部门制定干预措施提供科学依据

（五）开展项目评估，实现项目科学精细化管理

项目结束后，由自治区相关部门成立专题评估组，采取听取报告、现场走访的形式，对项目地区的组织领导、资金管理、设备分配、健康教育、人员培训、儿童健康管理等方面进行检查，并采用设计科学可靠的打分表进行考核。同时抽取部分乡村就儿童家长知识知晓、儿童喂养等情况，进行问卷调查，了解项目实施后儿童家长的健康素养水平及儿童健康状况，进行项目实施效果评估，实现项目科学化精细化管理。在评估完成后，总结项目在当地医疗环境改善、健康保健能力提升、妇女儿童健康状况改善等方面的有益经验和可行做法，确保项目的可持续性。

三、项目取得的显著成效

（一）为儿童保健综合服务奠定坚实的物质基础

项目设备的投入使用，为提高项目地区儿童保健工作质量提供了有力的物质保障，明显降低了当地新生儿的转诊率，减轻了患儿家庭经济负担。以红寺堡区妇幼保健所为例，该所由于财力、物力的缺乏，长期以来没有设立新生儿科，直至接收捐赠仪器后才成立新生儿科。项目实施期间共收住患儿 965 人，其中新生儿占 65%，低体重儿童 31 例，早产儿 28 例，新生儿窒息 208 例，ABO 溶血 18 例，脑出血 9 例。蓝光箱治疗 3864 人次，合计使用 11592 小时，保暖箱使用 546 人次，黄疸测量仪使用 7192 人次，共计为患儿家庭节省资金 218.4 万元。位于利通区的吴忠市妇幼保健院儿科住院部也通过项目援助增添设备，使危重症儿童患者在院内就能享受到高质量先进设备的诊断治疗，转诊率较 2010 年下降了 13.2%。在此期间，院内未发生住院儿童死亡事件。因此，这一系列设备的投入使用，在一定程度上补齐了当地儿

童健康机构的服务短板，为儿童保健综合服务提供了坚实的物质保障，从而促进当地儿童健康事业发展，切实方便儿童就近享受到较好的诊疗服务，解决了当地儿童"看病难、看病贵"的问题。

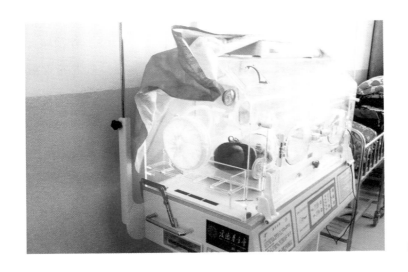

爱德基金会捐
赠的蓝光治疗箱

（二）建立了主动服务、以防为主、防治结合、综合保健、降低儿童死亡风险的儿童保健综合服务管理体系

项目实施前，利通区、红寺堡区妇幼保健服务技能欠缺，特别是儿科急救方面，大多数县级综合医院和妇幼保健院医生虽表示可以进行新生儿窒息复苏，儿童肺炎、腹泻的诊治，但现场操作考核中符合规范者极少，所能提供的儿保服务也仅限于常见疾病诊治的单一模式。乡、村级的儿童保健服务除预防接种外基本处于空白状态，婴幼儿的健康体检、生长发育监测和喂养指导都没有开展，婴幼儿营养不均衡、喂养不合理的问题普遍存在。

自项目实施以来，爱德基金会项目办同项目地区妇幼保健机构、基层卫生服务机构，根据国家基本卫生服务规范儿童保健服务内容和爱德儿童保健综合项目计划书，通过多方努力，开展健康教育、组织人员培训等一系列活动，逐步建立了主动服务、以防为主、防治结合、综合保健、降低儿童死亡风险的儿童保健综合服务管理体系。

1. 儿童医疗保健机构服务能力取得新突破

自项目实施后，各级儿童保健人员不断创新服务理念，拓展服务领域，开展了多项儿童保健服务业务，实现了村动员、乡体检、县诊治的儿童保健模式，有效提高了 3 岁以下儿童系统管理率，降低了婴儿和 5 岁以下儿童死亡率。项目的实施使项目地区儿童保健工作走向宁夏先进水平。项目地区儿童保健综合服务管理体系的建立，不仅提高了当地儿童保健从业人员的业务水平，规范了当地儿童保健服务工作，推动了当地儿童保健水平的进步，也使得当地儿童保健机构的服务能力取得了新的突破。

2. 儿童保健服务质量提升至新水平

项目实施前，项目地区部分家长仍存在着观点陈旧、做法错误的情况，即使妇幼保健人员宣传动员或发放小礼品，家长配合度也不高。儿童家长对儿童保健的认知度和重视度不够，是导致其参与和配合儿童保健工作效果不理想的根本原因，严重影响了儿童保健服务的质量提升。项目实施后，只要通知开展儿童保健及体检等服务，家长都积极配合，已形成主动要求保健服务氛围。以项目地区的儿童保健门诊人次数为例，红寺堡区儿童保健门诊人次由 2012 年的空白增加到 2014 年的 785 人，2013—2014 年增幅达 93.80%；儿科门诊人次由 7231 人增加到 10300 人，增幅达 26.80%；儿童健康咨询人次由 210 人增加到 800 人，增幅达 280.95%。利通区儿童保健门诊人次由 2012 年 3006 人增加到 2014 年 21720 人，增幅达 622.55%；儿科门诊人次由 25493 人增加到 34428 人，增幅达 35.05%。

表5　2012—2014 年项目地区儿童保健门诊、儿科门诊、儿童健康咨询人次比较

年　份	儿童保健门诊人次		儿科门诊人次		儿童健康咨询人次	
	利通区	区红寺堡	利通区	红寺堡区	利通区	红寺堡区
2012	3006	0	25493	7231	—	210
2013	20762	405	32409	8120	—	500
2014	21720	785	34428	10300	—	800

3. 儿童健康水平迈向新台阶

经过项目的实施，项目地区 0 ~ 6 岁儿童的健康水平得到了明显改善。

一是 3 岁以下儿童规范保健管理率提高。项目实施前，项目地区 3 岁以下儿童规范保健管理率均不到 30%，实施后利通区提高到 73%，红寺堡区提高到 70%。

二是新生儿先天性疾病筛查率提高。利通区新生儿先天代谢疾病筛查率由 2012 年的 93.16% 提高到 2014 年的 96.62%，新生儿听力筛查由 73.70% 提高到 93.28%，共确诊苯丙酮尿症 5 例、先天性甲状腺功能减低症 7 例、听力障碍 18 例，均得到及时救助治疗。红寺堡区新生儿先天代谢疾病筛查率由 2012 年的 95.09% 提高到 2014 年的 98.10%，新生儿听力筛查由 79.39% 提高到 90.42%，共确诊苯丙酮尿症 4 例、先天性甲状腺功能减低症 1 例、听力障碍 2 例，均得到及时救助治疗。

三是 5 岁以下儿童贫血率、生长迟缓率及低体重率降低。利通区 5 岁以下儿童贫血率 2012 年为 6.90%，2014 年为 8.80%，均低于全区平均水平 19.50%；生长迟缓率由 10.00% 降低到 5.20%，低体重率由 4.10% 降低到 2.80%。红寺堡区儿童贫血率由 2012 年的 44.90% 降低到 2014 年的 26.80%，生长迟

缓率由 17.10% 降低到 5.20%，低体重率由 8.50% 降低到 4.40%。

表6　红寺堡区 2012 年、2014 年儿童健康水平指标比较

类　别	2012 年	2014 年
贫血率（％）	44.90	26.80
生长迟缓率（％）	17.10	5.20
低体重率（％）	8.50	4.40

表7　利通区 2012 年、2014 年儿童健康水平指标

类　别	2012 年	2014 年
贫血率（％）	6.90	8.80
生长迟缓率（％）	10.00	5.20
低体重率（％）	4.10	2.80

（三）形成了县、乡、村三级医疗保健机构交流机制

项目实施前，三级医疗保健机构关于儿童保健交流合作尚未建立。项目实施后，通过全国项目研讨会，自治区级儿童保健综合服务项目促进会，县、乡级儿童保健综合服务项目促进会、项目交流会的召开，形成了县、乡、村三级医疗保健机构间良好的互访交流模式，从而达到了发现问题、提出问题、解决问题的目的。县级卫生行政部门、县级妇幼保健机构、乡镇卫生院、村卫生室人员、儿童家长之间积极合作与交流，加强了解、增加友谊、相互协作，形成共同发展的平台，对深入开展项目工作起到良好的促进作用。

四、项目建设面临的新挑战

中共中央、国务院于 2016 年底印发的《"健康中国 2030"规划纲要》中，明确提出加强重点人群健康服务，提高妇幼健康水平，并且针对我国儿童全面实施"健康儿童计划"。随着大健康观念的普及，人民群众对于多层次、多样化、个性化的健康服务需求日益强烈，对新时期儿童健康工作也提出了新要求。爱德基金会资助实施的宁夏儿童保健综合服务项目，虽取得了令人振奋的成绩，但在今后很长的一个时期内，宁夏儿童保健工作依然面临挑战。

5 岁以下儿童死亡率、婴儿死亡率、新生儿死亡率是衡量一个国家和地区社会发展状况和儿童健康水平的重要指标，也是妇幼健康工作水平的直接反映。据夏绍彬对吴忠市儿童死亡率调查显示，吴忠市儿童死亡率呈现逐年下降趋势，如吴忠市户籍人口的新生儿死亡率从 2012 年的 7.03‰下降至 2016 年的 5.12‰，婴儿死亡率由 10.17‰下降至 6.99‰，5 岁以下儿童死亡率由 13.61‰下降至 9.81‰，虽提前完成了《中国儿童发展纲要（2011—2020 年）》在 2010 年的基础上下降 20% 的目标，但是与国内沿海地区和发达国家的差距仍然较大，下降趋势缓慢。先天畸形、意外伤害、出生窒息、早产低体重、肺炎仍是造成儿童死亡的主要原因，占全部死因的 86.63%，与 2010 年的调查结果差别不大，儿童健康工作进入了平台期。

儿童保健系统管理是预防儿童常见营养性疾病等的有效措施，加强儿童系统管理，采取早期预防、早期发现和早期矫治的综合管理措施，可以使儿童营养性疾病得到较好的控制。项目实施前，项目地区 3 岁以下儿童规范保健管理率均不到 30%，实施后利通区提高到 73%，红寺堡区提高到 70%。按照《中国儿童发展纲要（2011—2020 年）》提出的 3 岁以下儿童系统管理率和 7 岁以下儿童保健管理率均达到 80% 以上的目标，仍有很长一段路要走，儿童健康预防和诊疗工作仍未形成有机的整体。

五、展望

提升宁夏儿童健康水平，是爱德基金会援助项目的初衷，也是满足宁夏居民日益增长的健康服务需求的责任担当。在今后一个时期内，爱德基金会将继续秉承"让生命更丰盛，让社会更公正，让世界更美好"的组织愿景，进一步推动宁夏儿童健康事业发展。

（一）强化顶层设计，形成可持续发展

我国卫生事业的性质是政府领导的实行一定福利政策的社会公益事业。儿童事业是全社会的共同事业，参与人数越多，事业就越兴旺发达。爱德基金会儿童保健综合服务项目已经为宁夏儿童健康事业发展奠定了良好的基础，为保证项目后续效果，还需要政府及相关项目部门加强投入力度，强化责任意识，加大政策倾斜力度，建立行之有效的干预模式，巩固前期儿童保健工作成果，形成可持续发展机制，从根本上提高妇幼卫生工作管理能力和服务质量，为儿童健康事业发展提供强有力的支撑。

（二）坚持服务宁夏，推广项目成果

爱德基金会儿童保健综合服务项目在健康教育及人员培训方面成效显著。为巩固项目成果，宁夏儿童保健工作应坚持服务宁夏的理念，在以下方面继续努力。一是健康教育方面，可以延续爱德项目积累的宣传工作经验，并将其运用于儿童综合保健服务过程中，同时开发和尝试新的宣传资源，继续开展多种形式的健康教育，坚持把大健康观融入健康教育全过程，提高群众主动寻求服务的意识。二是人员培训方面，对儿童保健服务人员和村医进行进修学习和系列综合保健服务的延续性培训，探索儿童保健综合服务工作绩效考核的机制，激发项目实施人员的工作积极性，使项目得到稳定和长远发展。

（三）聚焦现实问题，保障留守儿童健康服务的提供

随着经济发展和城市化进程的加快，富余劳动力进城务工日益普遍，宁夏农村留守儿童问题日益严重。在后续工作中要关注社会环境的变化给儿童带来的健康问题，特别是留守儿童的健康问题。项目的实施应结合宁夏地区实际，研究制订有针对性的留守儿童关爱保护工作方案，动员全民关爱留守儿童，成为建立新时期农村留守儿童关爱保护体系的一支强有力的社会力量，做儿童未来的坚强守护者。

（四）关爱儿童心理，营造健康成长环境

儿童时期是身体、心理迅速成长发展的重要阶段，是心理素质培养和人格塑造的关键时期，同时也是各种心理健康问题的多发阶段。宁夏开展儿童保健项目时，要重视儿童心理问题，深入开展相关研究，选择合适评估工具，根据儿童不同年龄阶段的心理发育水平，施以有针对性的心理教育及训练方法，联合儿童家长、社会组织共同为儿童成长营造健康环境，培养儿童健康的心理状态、健全的性格和良好的环境适应能力，为孩子的成长保驾护航。

爱德基金会援助宁夏儿童保健综合服务项目已经告一段落，爱德项目基金会为提高宁夏贫困地区儿童医疗机构诊疗水平所做的努力，将会汇入新医改洪流之中，为"健康宁夏"的建设添砖加瓦。日后宁夏儿童健康工作要继续克服困难，开拓创新，在新的起点上，更好、更快发展。

参考文献

[1] 国务院妇女儿童工作委员会. 中国儿童发展纲要（2011—2020 年）[EB/OL].http://www.nwccw.gov.cn/action-viewnews-itemid-158300.htm.

[2] 刘奇杰, 毛新梅. 2009 年宁夏 5 岁以下儿童死亡监测分析 [J]. 宁夏医学杂志, 2010, 32（9）: 852-853.

[3] 刘平辉, 孟微, 等. 牡丹江市学龄前儿童反复呼吸道感染现状及影响因素分析 [J]. 中国公共卫生, 2017, 33（6）: 1004-1007.

[4] 徐轶群, 王惠珊, 等. 中国托幼机构卫生保健人员现状调查 [J]. 中国公共卫生, 2018, 34（7）: 1009-1012.

[5] 何秀贞, 刘燕欢. 健康教育在儿童保健和预防接种中的效果分析 [J]. 中国医药科学, 2018, 8（5）: 75-78, 88.

[6] 安晓云, 崔红. 北京市宣武区 5 岁以下儿童死亡评审分析 [J]. 中国妇幼保健, 2011（26）: 4972-4974.

[7] "健康中国 2030" 规划纲要 [EB/OL].http://www.gov.cn/xinwen/2016-10/25/content_5124174.htm.

[8] 夏绍彬, 高瑛. 宁夏吴忠市 2010—2016 年 5 岁以下儿童死亡情况分析 [J]. 宁夏医科大学学报, 2017, 39（12）: 1468-1471.

[9] 中国共产党第十八届五中全会公报 [R].2015.

情系女性　关爱女性

——妇女健康与权益保护项目

一、项目简介

（一）项目实施背景

中国是农业大国，2017 年农村人口已超过 5.7 亿人。随着工业化、城镇化的进程，农村问题日益凸显。因此，党和国家提出"实施乡村振兴战略"，并以此为基础，对"三农"工作进行全面部署。这是中国共产党在全面认识和把握我国发展阶段特征的基础上，从党和国家事业发展全局出发作出的一项重大战略决策。实施乡村振兴战略，就是要把解决好"三农"问题作为全党工作重中之重，并通过采取更加有力的举措，切实改变农业农村落后面貌。

随着经济社会的发展，以往传统男性为主要劳动力的农业社会发生了很大变化，广大农村妇女成为农村的中坚力量，她们肩负着新时代的新使命，开始具有参与经济社会发展的愿望，对美好生活更加向往以及期盼更加平等和谐的社会环境。但是，相比于青壮年劳动力，农村妇女在体力、决策能力、政治参与能力等方面存在不足。农村妇女在日常生活与经济发展中承担多种重任，如照顾老人、教育子女、承担种植养殖业等。这些重任给她们带来了严峻的挑战，但同时也为农村妇女发展提供了契机。在偏远地区，妇女在经济、健康、教育、法律、环境、社会保障、参与决策等方面的发展均处于比较低的水平。能否做好农村妇女工作，有效推动农村妇女参与农村经济建设，对提高农民整体生活水平和全面建成小康社会具有十分重要的意义。

为了促进妇女发展，政府出台了相关法律法规保护妇女权益，如《中华人民共和国妇女权益保障法》《中华人民共和国母婴保健法》《中国妇女发展规划》等。但是由于传统思想、习俗等原因，妇女的发展相较男性仍然存在诸多不平衡。男尊女卑的思想根深蒂固，妇女健康、参政议政、维权、家庭暴力、受教育等问题依然突出。《中国妇女发展纲要（2011—2020年）》的总目标是将社会性别意识纳入法律体系和公共政策，促进妇女全面发展，促进两性和谐发展，促进妇女与经济社会同步发展。保障妇女平等享有基本医疗卫生服务，生命质量和健康水平明显提高；平等享有受教育的权利和机会，受教育程度持续提高；平等获得经济资源和参与经济发展，经济地位明显提升；平等参与国家和社会事务管理，参政水平不断提高；平等享有社会保障，社会福利水平显著提高；平等参与环境决策和管理，发展环境更为优化；保障妇女权益的法律体系更加完善，妇女的合法权益得到切实保护。

为了提高妇女在经济生产、卫生保健、教育文化方面的发展水平和自我发展的意识与能力，促进妇女综合发展能力的提升，2014年4月，爱德基金会在吴忠市农村地区援助实施了妇女发展项目，旨在提高妇女在经济生产、卫生保健、教育文化方面的发展水平和自我发展，促进少数民族地区农村的可持续发展。

根据方案，确定吴忠市利通区郭桥乡山水沟村和金银滩镇金川村为项目实施地区。吴忠市利通区位于宁夏中部，自然资源匮乏，工业发展落后，是一个典型的农业区。2012 年，利通区实现地区生产总值 102.20 亿元，地方财政一般预算收入 2.78 亿元，城镇居民人均可支配收入 16664.87 元，农民人均纯收入 6770.60 元。农村居民收入以男性外出打工、传统种养殖业等为主。受自然条件、经济落后、风俗习惯等因素制约，该地区妇女不能外出打工或自主经营。该地区人均收入低，贫困人口占比超过 20%。且教育资源匮乏，水平落后，尤其是女童受教育程度更低。通常情况下，大多数女童完成九年义务教育后会主动辍学，在家务农。相比而言，妇女的业余生活更加单一，在务农与家务之外，只能通过聊天与收看电视消磨时间。由于缺乏与外界联通的渠道，造成该地区妇女思想意识落后，参政议政意识差，缺乏健康保健知识与维权意识等。

郭家桥乡位于利通区东南，距离市区 18 公里，全乡总面积 27.5 平方公里，其中耕地面积 1.58 万亩，2012 年总人口 21433 人，人均耕地 0.77 亩，人均耕地面积小，难以形成规模化种植，因此全乡农民实行连片统一种植。更严重的是，郭家桥乡土地贫瘠，只适宜种植玉米等农作物，但是产量低，难以创造经济价值。2012 年，全乡有 1 个乡镇卫生院、9 个村卫生室，有村保健员和村医 18 人。

2012 年，金银滩镇共有人口 28677 人，妇女占总人口的 48.35%，15 ~ 49 岁育龄妇女 8770 人。两乡镇约有劳动力人口 3 万人，其中女性占比 45.01%。留守妇女占妇女总人数的 85.93%，留守妇女中仅有 4% 具有高中学历，其余均为初中及以下，而 50 岁以上的妇女文盲率高达 65.35%。

在两个乡镇中各选一个项目村，其中金川村属于金银滩镇，面积 18 平方公里，全村总人口 3996 人，妇女人口为 2053 人，占总人口的 51.38%。山水沟村属于郭家桥乡，面积 12 平方公里，全村总人口 3662 人，妇女人口为 1460 人，占总人口的 39.87%。

（二）项目实施的目的与意义

实施妇女健康与权益保护项目，旨在提高项目区妇女的文化教育水平，增强项目区妇女在生产生活中的能力，提高妇女自我发展的意识和能力，从而促进妇女综合能力的发展。

通过成立妇女组织、专业技术培训、举办文化体育活动、建立妇女贷款项目等妇女健康与权益保护项目的实施，切实提高妇女自身的综合能力。促进她们在经济、政治、社会、文化、健康、家庭生活等方面的发展，真正实现男女平等，促进农村地区全面和谐发展。此项目的实施将会为推动《中国妇女发展纲要（2011—2020 年）》目标的全面实现作出探索。

二、项目内容

（一）对项目地区进行基线调查

为了更好地了解项目区妇女发展的基本情况，项目领导小组制定详细的项目内容与规划。项目实施前，组织了基线调查活动，旨在了解项目区妇女的教育水平情况、信息获取渠道、健康保健知识水平、经济发展状况、政治参与度与意愿、权益保护情况等。同时了解项目区基层医务人员培训需求与利用情况。

由自治区卫生厅和宁夏医科大学共同开展了基线调查工作，调查对象主体为两个项目村 15 ~ 49 岁年龄段的育龄妇女与基层医务工作人员，其中育龄妇女共计 2944 名（山水沟村 1365 人，金川村 1579 人），基层医务工作人员共计 248 名，包括吴忠市妇幼保健院医务工作者 150 名，金银滩镇卫生人员 54 名，郭家桥乡卫生人员 44 名。

基线调查于 2014 年 3 月 11—14 日进行，3 月 11 日项目领导小组集中开会，商讨并确定基线调查的工作部署；12 日集中在山水沟村开展调查；13 日在金川村开展调查工作；14 日上午在吴忠市妇幼保健院开展卫生工作者培训的调查工作。调查方法分为分层抽样与随机抽样法，其中，针对项目村妇女采取分层抽样方法，针对卫生工作者的培训需求采取随机抽样方法。

通过基线调查了解到，项目区 85% 的妇女丈夫外出打工，留守着妇女、儿童和老年人。留守妇女承担着乡村综合发展、抚养孩子、伺候老人、维护家庭稳定等重要责任。她们的业余生活就是聊天和看电视，她们的主要职业是传统的种植业和养殖业。由于受教育程度低，她们和外界无法广泛沟通，更无法接触或学习到先进的种养殖等适宜技术，因此她们的工作模式传统、单一、效率低下，无法形成规模化和集约化经济。

（二）通过多种宣传形式向项目区妇女宣传健康知识

由于缺乏有效的知识传播渠道，项目区妇女的女性生殖健康知识十分匮乏。针对这一状况，妇女健康与权益保护项目针对项目区妇女开展了知识大讲堂，通过教育课堂等形式开展健康教育宣传活动，提高妇女健康意识和维权意识，培养妇女良好的健康行为和主人翁意识。主要讲课内容包括孕产妇自我保健知识、合理育儿知识、儿童健康知识、乳腺癌的早期自我筛查、妇女常见病的普查普治、家暴防范、女童辍学、早婚早育等。另外还开展了妇女骨干和协会积极分子专题培训，共有超过 30 名妇女骨干参加了培训。聘请区内专家重点讲解了女性生殖系统的组成，并分析女性常见病的病因、临床表现和治疗方法。此外，还重点介绍了宫颈癌的形成、预防以及讲解围经期综合征的相关知识。通过制作宣传展板，组织编印宣传传单、宣传手册、宣传折页，举办妇女健康教育讲座、群众性健康教育大课堂，为项目区居民讲解妇女健康知识。

2014 年，山水沟村自 7 月 24 日开始进行群众健康知识大课堂讲座活动，重点宣传对象以妇女、儿童、老年人为主，总共开展了 8 场。会场安排在山水沟村村部会议室，在山水沟村 8 个自然村每村开办一场，实现了对山水沟村 8 个自然村的覆盖。金川村自 12 月 12 日开始进行群众健康知识大课堂讲座活动，共开展了 8 场，师资以保健院专家为主，乡卫生院配合。活动期间，共有超过 366 名村民参加讲堂。农村妇女常见妇科疾病和儿童保健相关知识讲座，以多媒体形式授课，发放培训教材，现场对群众所提出的问题进行解答，并通过宣传折页和宣传单让妇女和老年人了解妇女、老年人、儿童常见疾病的预防知识。共对 381 人次的辖区居家妇女进行健康教育，发放以项目为依托制作的宣传品（牙刷、牙缸、牙膏、毛巾、洗洁精、控油壶等）。

表 1　山水沟村群众健康知识大课堂活动情况

时　间	地　点	授课老师	参与人数	内　容
2014-07-24			54	儿童、妇女保健知识
2014-08-02		马明英	45	母乳喂养知识及喂养技巧
2014-09-02			46	常见妇科疾病预防
2014-10-16	村部会议室		48	高血压、糖尿病的症状及防治
2014-12-12		夏绍彬	42	老人常见病的预防
2014-12-23			44	儿童常见疾病的预防
2014-12-26		张惠霞	50	妇幼健康知识教育
2014-12-30			52	什么是健康
合　计			381	

表2　金川村群众健康知识大课堂活动情况

时　间	地　点	授课老师	参与人数	内　容
2014-12-12			52	包虫病的防治
2014-12-14		吴学明	54	布鲁菌病的防治
2014-12-15			56	狂犬病的防治
2014-12-18	村部会议室	安　红	52	高血压、糖尿病的症状及防治
2014-12-21		张文山	46	妇女常见病的常识及预防措施
2014-12-23			34	母乳喂养的好处
2014-12-26		张雪萍	35	宫颈癌的预防
2014-12-30			37	哪些疾病会引起视力下降
合　计			366	

　　2015年，两个项目区分别开展了8场群众健康教育大课堂，保健院专家作为主讲老师，乡卫生院配合，讲解现场急救知识，更年期、育龄期妇女保健知识，普及火灾发生时居民正确自救、互救、急救，孕产妇、老年人中医保健知识，孕妇保健知识，如何预防一些常见传染病（流感、水痘、手足口病等），消除婴幼儿贫血等内容。由吴忠市健康促进委员会副主任医师郭永挺讲解中老年常见疾病的保健知识，妇女权益保护知识，生殖保健知识，高血压、糖尿病防治知识，中东呼吸综合征预防，养生与保健，口腔健康专题，重点传染防控知识。同时，通过多媒体形式授课，发放培训教材。相关培训教材包括：《预防接种知识》《传染病防治知识》《妇女保健手册》《儿童保健手册》等。通过宣传，妇女和老年人对于妇女、老人、儿童常见疾病的预防知识有了充分了解。在讲课结束后还给每位前来学习的村民发放印有项目名称与标志的毛巾、勤剪指甲套盒、爱护牙齿套装（牙刷、牙膏、刷牙缸）

和宣传杯、宣传餐具等。

结合项目乡镇和项目村的实际情况与人群特点，以健康知识大讲堂为依托，对项目区群众宣传健康知识及生殖保健知识，中老年人保健知识，高血压、糖尿病等慢性病防治知识。在宣传现场，为咨询人员免费测量血糖、血压，发放各类宣传折页和宣传礼品，认真解答群众所提出的各类与健康相关的问题，营造了良好的宣传氛围。

充分利用乡镇卫生院健康知识宣传栏，开办 24 期妇女、儿童、传染病等相关健康知识宣教；通过吴忠电视台制作 3 期健康栏目，开展健康知识科普和宣传，宣传力度大，覆盖面广，达到预期宣传效果。通过借助电视广播积极宣传引导妇女发扬自尊、自信、自立、自强精神，提高思想道德素质、科学文化素质和身心健康水平，宣传男女平等基本国策，宣传、普及国家有关妇女儿童的法律法规知识等。

案例一 山水沟村是郭家桥乡一个比较大的行政村，辖区男性青壮年多在市区打工或干小个体，妇女多在家带孩子、种田，居家妇女一般文化程度不高，对妇女健康预防知识欠缺。

2014 年 12 月，郭家桥乡卫生院邀请吴忠市妇幼保健院的 3 位专家在山水沟村举办援助利通区妇女发展项目工作群众大课堂，参加人员多为山水沟村居家妇女和老年人，课堂上讲课老师通过多媒体的方式详细讲解了妇女保健知识和妇科常见病的治疗以及儿童保健知识。

课堂上，山水沟村二队的一个居家妇女向讲课老师提出一个关于妇科常见病的问题：宫颈糜烂能怀孕吗？在问此问题的时候，现场的其他妇女都在窃窃私语。因为山水沟村群众多为少数民族，对此类问题多数妇女在公共场合是闭口不谈的，更甚的是，有的人自己得了妇科疾病都不好意思去就诊。

这时讲课老师细心地为这名妇女解答了宫颈糜烂的临床治疗，以及出现的临床症状和前期预防，通过妇女在会场所说的症状给了她就诊的建议，现场的其他听课群众受到该妇女影响，也纷纷向老师提出各种妇科常见疾病的治疗问题。

大课堂结束后，课堂工作人员又私下和几个妇女群众交流，她们建议今后多举办这样的健康讲座，让她们掌握更多的妇科疾病预防知识，同时也让她们大胆地面对自己的身心健康。

（三）培训基层卫生工作者，指导正确开展基层妇女保健工作

项目工作领导小组在吴忠市众禾宾馆举办利通区"爱德基金会援助宁夏妇女发展项目"基层卫生工作者培训班。参加培训班的人员包括金银滩镇、郭家桥乡妇幼、防疫专干及村医疗机构保健员、村医等共计80人。吴忠市疾病预防控制中心传染病防治科科长丁惠萍、卫生监督所副所长郭永挺，市妇幼保健院主任医师马明英、副主任医师王瑛等4位资深专家，从传染病规范管理与重点传染病防控措施、公民健康素养66条、母乳期喂养知识、新生儿保健知识、产前检查、产褥期保健、孕产期心理保健、孕产期营养、孕产期运动、孕期生活方式等方面为大家详细讲解如何规范管理传染病、提高公民健康素养、正确开展基层妇女儿童保健工作。培训内容丰富，涉及面广，实用性强。

举办郭家桥乡卫生院乡、村两级医务工作者培训班。邀请乡卫生院公共卫生科金维、赵芳芳老师作为培训老师，对郭家桥乡基层医护人员进行培训。参加培训班的人员包括郭家桥乡卫生院全体医务工作者及村医疗机构保健员、村医等共计34人。内容包括季节性重点传染病和中东呼吸综合征防控措施、慢性病管理、新生儿保健知识、产前检查、孕产期营养、孕期生活方式、孕期身体不适的缓解方法等，以及如何做好MERS防控和正确地开展基层妇

女儿童保健工作，还有《母婴保健法》《中国妇女发展规划》、孕期保健知识、新婚期保健知识、更年期保健知识、儿童保健知识及健康教育知识。

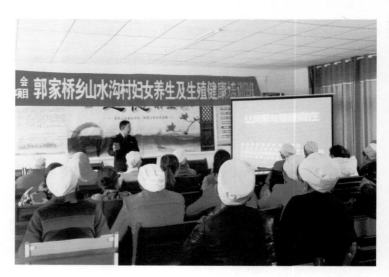

郭家桥乡妇女健康养生培训

（四）建立妇幼之家，丰富农村妇女文娱活动

为了丰富农村妇女儿童的业余生活，在两个项目村分别建立了妇幼之家，以妇幼之家为媒介，配置相应的软硬件设施，定期开展亲子活动、文艺活动等。

妇幼之家配备电话、电脑、复印机、打印机、音响、多媒体投影仪、办公桌椅、羽毛球、乒乓球、跳绳、五子棋、跳棋及儿童娱乐设施等设备，举办文化、体育及学龄前儿童保健和娱乐类活动等。同时在场地内设置亲子图书角，配备图书 100 本，加强妇女与儿童的交流。

从当地农民中选拔有相应才艺的人员，对其进行培训后，成立农民文艺乐队。配置相应乐器、服装等硬件设施，并聘请热爱农村文艺事业的老师进行指导。利用农闲时间，定期组织农民群众开展文艺演出活动、健身运动，丰富广大妇女的业余文化生活，为农村群众的生活添姿增彩。

2015年,山水沟村的健身队在专业舞蹈老师的带领下,积极参与健身活动,熟练掌握5种健身操。健身队在妇幼之家共开展活动30余次,每次参加人数均达到50余人。经过一年多的训练,健身队在山水沟村引起了强烈反响,不仅锻炼了身体,还丰富了广大妇女群众的业余生活。

随着项目的开展,文艺团队队伍不断扩大。为了促进文艺团队的发展,推选妇女骨干去文化宫学习民族舞蹈,学成归来后对相关文艺人员进行培训。

金川村文艺队在骨干老师的带领下,采取集中培训的方式,排练了形式多样的文艺节目,男女声独唱、快板、舞蹈等都成为文艺团的拿手节目。2015年7—12月,共开展活动50余次,先后举办"巾帼创业促发展、和谐美满立新功"、金川村文艺会演等多主题的文艺演出活动,吸引了众多村民前来观看,取得了积极反响。

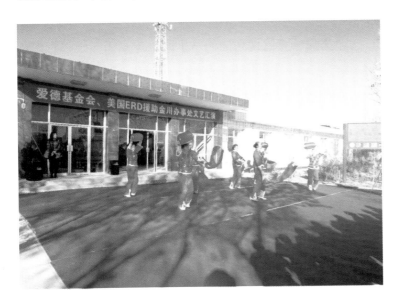

金川村文艺会演

（五）成立妇女协会,切实保护农村妇女权益,为农村妇女创收

为了大力发展项目地区的种养殖业及相应的手工业,为农村妇女创收,

项目领导小组帮扶两个项目村共成立养殖协会 1 个、种植协会 3 个、手工艺品制作协会 2 个，每个协会由 5 名妇女骨干和协会积极分子组成。并以妇女协会为媒介，组织相关活动。

以妇幼之家作为宣传平台，结合项目村的自然环境资源与生活生产特色，成立农民专业合作组织。组织爱学习、有担当、有创新精神的妇女代表作为骨干参加培训活动和外出考察，学习掌握相关种养殖技能，逐步提高妇女在经济活动中的协调和组织能力。每年组织养牛、养羊和种植专家到妇女协会进行一次职业技能培训，提高农户的养种植能力，争取为项目地区经济发展带来新的增长点。

在两个项目村多次开展妇女维权知识培训，主要进行妇女维权意义、维权途径、维权法律等相关知识培训，培训人数达到 30 余人次。把妇女协会建成宣传法规政策的阵地，通过网络普及、法律宣传、专家讲堂等多种形式，对项目地区妇女进行法律法规教育。提高她们基本的法律知识与维权意识。

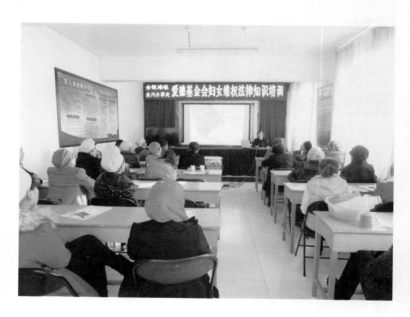

开展妇女维权法律知识培训

认真履行组织妇女、引导妇女、服务妇女和维护妇女儿童合法权益的职责，努力发挥好妇女协会服务妇女的功能。

提供矛盾调解和维权服务，调解邻里纠纷和家庭矛盾，协调处理家庭暴力事件，切实维护妇女权益，引导妇女依法维护自身合法权益。提供婚姻家庭、道德规范、心理调适等方面的咨询和创业就业信息服务。定期开展针对妇女的时事政治、法治、维权、预防艾滋病、禁毒宣传培训等活动，提高妇女综合素质和维权能力。

（六）增强职业技能，帮助农村妇女提高发展经济能力

针对金川村的种养殖状况，2014 年 12 月 16—17 日，项目领导小组依托利通区金银滩镇金川办事处召开妇女协会培训班，聘请多名农牧局种养殖专家编写种养殖技术教材，并进行培训活动。

开展奶牛养殖相关知识的培训。培训采用集中授课的形式，分别讲授了奶牛的相关分类和品种、奶牛的体型外貌线性评定、奶牛的繁殖、奶牛饲养的经济效益和奶牛的养殖技术、口蹄疫防治技术等知识。培训班分次、分批举办，为期一到两天，培训人数达到 100 人次。同时组织养殖协会成员及养殖积极分子参观奶牛养殖合作社和牛羊养殖场。2014 年 12 月 31 日，组织养殖协会会员到吴忠市鑫荣奶牛合作社、木生养殖专业合作社进行参观学习。参加农户均表示自己对于养殖的兴趣大大增加，同时对于养殖的知识与技巧有了初步了解。

开展种植业相关知识的培训。采用集中授课的形式主要就粮食作物病虫害防治、农药类型、生物农药的概念、农药药害的形式等方面内容进行培训。针对山水沟村的实际情况，项目领导小组专门聘请专家编写种植技术教材，为村民开展温室大棚种植培训班。以集中讲课、现场指导、观摩为主详细讲解了菜田土壤耕作和栽植技术、菜田的水肥管理、茄果类蔬菜的栽培技术、

茄果类蔬菜的田间管理等。2014年12月19—21日，邀请青铜峡市科技局高级农艺师宋金仓，为山水沟村50名妇女开展关于番茄高效栽培技术及黄瓜安全栽培技术的相关知识培训，培训时长12小时。培训采取集中授课、现场指导和实地观摩3种形式。21日，山水沟村和金川村妇女骨干到金银滩镇良繁办事处蘑菇基地进行参观，学习蘑菇种植技术，并到金银滩镇奶牛养殖园区参观，更好地掌握奶牛养殖技术。2014年12月30日，组织山水沟村30名种植业妇女代表到郭家桥乡千亩设施温棚种植基地参观学习。随行专家根据实际情况讲授番茄种植以及黄瓜安全栽培技术，对村民提出的问题给予解答。为了巩固培训成果，继续鼓励妇女增强职业技能。2015年，山水沟村种植协会会长曹红霞以套袋黄瓜的种植技术为内容进行培训，培训人数达40余人次。

种植协会根据实际情况，结合4月份病虫的特点给会员讲解病虫害防治相关知识。培训后期，针对培训内容，组织妇女协会成员进行知识竞赛，以必答题、抢答题、风险题为主要题型，共有30位协会代表和积极分子参加比赛，并且取得了良好的成绩。

2014年12月，分别在山水沟村、金川村开展刺绣培训，培训时间3天。主讲老师为宁夏非物质文化遗产传承刺绣项目代表性传承人李夏音，共有超过100名妇女积极分子参加了培训。培训过程中，李夏音老师采取集中授课、图样演示、课堂互动、现场实践等方式，详细地讲解了刺绣的设计、手法、工艺等相关知识，以及丝网花和串珠图案设计、色彩搭配、制作流程、艺术装饰等方面的操作技能。

项目组提前为妇女们购置了一批十字绣和刺绣半成品鞋垫、手机链等小物品，以提高妇女积极性。在项目领导小组和妇女协会的积极推动下，金川村妇女协会会员实地参观了李夏音的巧儿刺绣基地，同时让李夏音对妇女进行现场指导，更进一步提高她们的十字绣、刺绣水平。

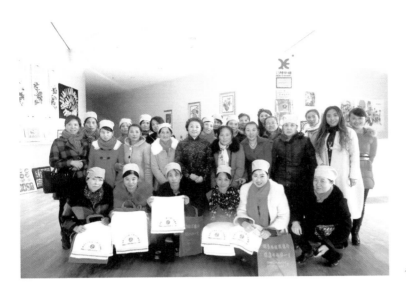

对妇女进
行刺绣培训

除此之外，还对项目地区农村妇女进行了电子商务培训，主要对什么是电子商务、电子商务的用途及如何使用淘宝等网上购物平台进行讲解。这次培训不仅拓宽了农村妇女的眼界，增加了妇女手工艺品销售的渠道，还方便妇女足不出户就可以购买和售卖货物。

案例二　曹红霞是利通区板桥乡罗家湖村村民，初中毕业后随父母在家种菜。曹红霞有一儿一女，儿子患有先天性痴呆症。命运总是喜欢捉弄人，就在她慢慢开始接受现实的时候，丈夫又意外出了车祸，命是保住了，但身体也落下了残疾，两个没有长大的孩子，一个生病的老公，曹红霞的天塌了。"没有家庭收入是挺可怕的，但是我当时连生活的目标都没有了。"曹红霞说。亲戚朋友都劝她离婚算了，但她看着两个年幼的孩子和无助的丈夫，无论如何都下不了这个决心。"就这样才逼得我终于下定决心要承担起这个家庭的重担，我想只要我还有一口气，总得向前奔着过日子，我还有一双手，只要肯努力就能养家糊口。"

就这样，曹红霞去建筑工地搬砖，推水泥，虽然每天累得回到家连上炕都困难，但每天 60 元的工资，总算让她看到了生活的希望。她想，孩子也会一天天长大，只要坚持下去，日子总会慢慢好起来。回忆起过去的艰难，曹红霞眼眶湿润了。功夫不负有心人。机会终于来了，曹红霞在打工时听到工友说利通区郭家桥乡山水沟村有一片闲置的设施温棚，而且还成立了妇女种植协会，这让她兴奋不已。

"我们老家有种菜的传统，加上我小时候也经常跟着父母种，这温棚要是能承包下来，我就可以放手种菜了。"曹红霞说。她东借西凑终于成功承包了 6 栋日光温棚。由于以前种植过蔬菜，加上勤奋好学和精心管理，她被山水沟村妇女协会推选为蔬菜种植协会会长，曹红霞说："人活着，就不能停止拼搏，哪怕为了一个小小的目标也要付出百分百的努力，自从参加了爱德项目种植技术培训后，我的种植技术提高了，防治蔬菜病虫害的能力增强了，产量也提高了，向美好生活迈进的步伐更加轻松和坚定了。"

（七）多措并举，提高农村妇女自我维权法律意识

除了对妇女骨干进行职业技能方面的培训，还向她们宣传卫生保健、家庭环保、妇女权益保障法、家庭教育理念，多措并举，旨在提高妇女自我意识。并且在这个过程中，也提高了乡、村两级干部的服务意识与能力。

2014 年 12 月 18—22 日，受爱德基金会资助，利通区金银滩镇金川办事处举办妇女法律知识、创业培训班，培训期 4 天，参加人员包括金川办事处所有协会会员与优秀妇女代表，共计 30 余人。金川办事处特邀请有关专家，对妇女骨干们进行法律、维权、创业等方面的培训。为继续提升少数民族地区农村妇女职业技能，还举办了妇女形象礼仪培训班，吴忠市党校老师郑自明为妇女骨干进行了形象礼仪专题培训，为妇女详细讲解应该怎样去认识礼仪，怎样去做一个有文明礼仪的妇女，以及在生活中应该注意的礼仪和礼节。

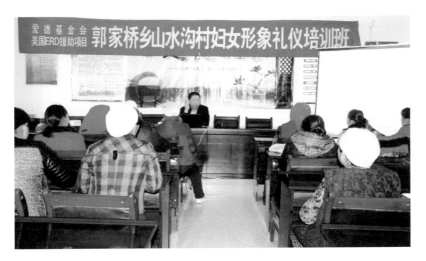

举行妇
女礼仪培训

　　针对项目地区家庭教育理念落后，缺乏有效的经验与理论指导等状况，在两个项目村分别开展了家庭教育培训。邀请吴忠市家庭教育指导中心老师田淑琴和中华家庭教育高级讲师、裕民小学副校长左海云，就家庭教育的意义、如何进行家庭教育等方面进行培训。培训老师与妇女骨干就家庭教育中出现的问题进行充分的沟通交流，并为妇女传授现代家庭教育知识，分享家庭教育经验。

三、项目取得的显著成果

　　在项目实施以后，两个项目村的妇女在教育水平、维权意识、参政议政意愿等方面均有了显著提高。

　　（一）建立妇幼之家，成为服务妇女的坚强阵地和温暖之家

　　项目实施配套建立妇幼之家，通过政府采购的形式购置了18类118件设备、物品，为项目地区妇女健康与权益保护提供了坚实的物质基础，丰富了农村妇女文娱活动。以妇幼之家作为媒介，利用配置的软硬件设施，定期开

展亲子活动、文艺活动等。

项目开展前，项目地区妇女对于各类活动的参加意愿很低，普遍不超过25%。即使卫生部门组织的体检，参加比例也才达到23.71%。健康知识培训、各种技术培训与文艺活动的参与度基本在10%以下。并且一部分妇女对于调查项目中的所有项目均未参加过。而在项目实施以后，项目地区妇女参加各类活动的积极性明显提高，对于5类调查项目，提升幅度几乎全部达到30%。尤其是在健康知识培训和卫生部门组织的体检方面，妇女积极性提高到了78%和82%，相较于实施前分别提高了63.57%和58.29%。这些基础设备设施的完善从根本上为项目地区妇女的健康与权益奠定了坚实的物质保障。在项目结束后，这些基础设施依然能够发挥积极作用，长久地造福于项目地区的妇女儿童。

表3　妇女健康与权益保护项目设备购置情况

设　备	金川村	山水村
电　脑	1	1
打印机	1	1
照相机	2	1
音响设备	1	1
多媒体投影仪	1	1
办公桌椅	12	10
羽毛球	2	2
乒乓球设备	1	1
跳　绳	10	12
五子棋	10	12
跳　棋	10	12

续表

设　备	金川村	山水村
儿童秋千	1	1
儿童滑梯	1	1
跷跷板	1	1
旋转木马	1	1
健身路径	1	1
木质棋盘	1	1
月亮桌	0	1
总　计	57	61

（二）组建妇女协会，丰富妇女文娱活动与职业技能

项目开展前，项目地区的妇女对于妇女协会知之甚少，对妇女协会的性质与功能基本不了解。为改善项目地区妇女对于妇女协会的认知程度，积极发挥妇女协会在农村妇女发展中的重要作用。在项目地区组建妇女协会，推选出协会骨干，组织当地妇女开展不同形式的宣传学习活动，以及群众喜闻乐见、丰富多彩的文艺表演、体育比赛、健康知识培训等，丰富妇女的业余文化生活，以活动吸引妇女、以服务凝聚妇女，提高妇女身心健康，增强社区凝聚力，改善社区精神面貌。

采用培训、学习、参观的方式，让农村妇女骨干更深入了解现状和问题的根源，从而找到妇女发展的方式、方法，带动整个项目地区妇女向积极健康的社会生活发展。支持和帮助农村妇女组织开展各种活动，丰富妇女生活。此外，还以妇女协会为媒介，组织成立了养殖协会、种植协会与手工业协会。引导项目地区妇女依据自己的兴趣与家庭情况加入不同的协会，学习相应的致富技能。项目实施后，项目地区妇女参加妇女协会的积极性得到极大提高，

不仅丰富了业余生活，更将在不同协会中学到的专业技能运用到实际生活中，切实提高了经济收入。

（三）健康知识得到普及，妇女健康状况得到改善

项目开展前，项目地区妇女对于健康保健知识的知晓率非常低。85%以上的妇女基本没有健康保健意识，对妇科疾病更是一知半解。针对上述情况，项目实施后，开展了健康体检、妇科疾病宣传、健康知识讲堂等活动，通过多种渠道向妇女传播健康保健知识。为保证各类保健知识的宣传和普及，在项目地区建设健康教育活动室作为健康宣传的场所，同时配备课桌、影视设备、音响设备等。

通过健康知识大讲堂、教育课堂、妇女骨干专项培训等形式，开展有层次、有针对性的健康教育宣传活动。并通过宣传资料手册、印有项目内容的相关生活用品，加大对农村妇女生理卫生、生殖保健、避孕节育、妇科病防治等知识的宣传培训力度，普及卫生知识，增强农村妇女自我保健意识，帮助妇女养成良好的卫生、生活习惯，使农村妇女普遍掌握妇科病的特点、症状、危害和预防等方面的知识，做到平常预防，患了不慌，及时诊疗。发现自己患有妇科疾病时能认真对待，做到不随便使用药，不有病乱投医，以免耽误治疗时机，从而最大程度地提高她们的卫生保健意识。通过当地的医疗师资和聘请医学专家对项目村村医和社区志愿者（当地妇女骨干）进行妇女卫生健康意识培训。通过培训后村医和志愿者在当地分期、分批对社区妇女进行培训、入户宣传，从而促进社区妇女整体卫生意识的提升。项目实施后，项目地区妇女健康意识和健康水平得到显著提升。

（四）农村妇女职业技能得到提升，促进当地经济发展

过去，由于条件限制，山水沟村的职业技术培训活动较少，超过80%的农村妇女未参加过职业技术培训。项目实施后，依托妇女协会为传播媒介，

通过不同的种养殖业与手工业协会对妇女骨干进行全面培训。聘请种养殖与手工业能手，以课堂讲解与面对面交流的形式进行授课，并结合到种养殖基地现场参观。利用妇女骨干带动群众，极大地提高了农村妇女参加培训的机会与积极性。

获得了相应的技能后，为项目地区妇女提供小额信贷资金，扶持妇女发展种植业和养殖业，增加家庭收入。在提供小额贷款的同时，向有关部门申请技术专家对有创业意向的妇女进行一对一的科技培训。同时，通过聘请专业部门、种养殖大户作为技术辅导员，每个月到贷款户家中走访，对贷款户进行技术辅导，提高妇女在发展生产方面的技术水平。项目实施后，提高了项目地区妇女发展意识和发展能力，彻底改变了项目地区妇女不能获得贷款的状况，有效提高了妇女运用资金的能力，使参与项目的妇女年均增收5000元，从而提高了妇女的经济地位和社会地位。在爱德基金会妇女发展项目实施后，山水沟村的居民家庭年收入水平有显著提高。平均家庭收入提高了20%以上，项目的实施使得妇女的年家庭收入明显提高，体现项目的经济效益的同时，切实提升了当地农村妇女的经济地位，促进了当地经济发展。

（五）农村妇女参与决策管理的能力得到显著提升

项目开展前，山水沟村妇女的日常活动主要以做家务和干农活为主，这两项目任务占整个工作量的50%左右。业余时间的活动也主要以串门聊天、打麻将和看电视为主，很少能够参与到决策与管理活动中。项目实施后，项目村的妇女积极参加到学习和发展新技能中，不仅掌握了相应的致富技能并且激发了学习和发展新技能的积极性。项目开展前，超过一半的项目村妇女对男女平等观念持否定观点。显然，这与女性所从事的工作内容以及长期所扮演的角色有很大关系。我国还是普遍存在一种"男主外女主内"的传统思想和大事男性做主的原则。项目实施后，山水沟村妇女男女平等观念得到显著改善。超过60%的农村妇女逐渐接受了男女平等的思想，参与到决策管理中。

四、农村妇女在发展中面临的挑战

（一）教育水平低下，缺乏有效的培训机制

在受教育水平方面，被调查妇女以初中文化程度居多，其中山水沟村占48.45%，金川村占57.66%，其次是小学文化程度，山水沟村和金川村分别占25.77%和27.03%。在被调查人群中，山水沟村未上过学的妇女占比达到18.56%，而较高学历（中专和大专及本科以上）的人极少。这与农村地区的固有观念有关，同时也是"重男轻女"思想最直观的体现。部分家庭不重视女孩的教育和培养，上完小学辍学的女孩约占30%，上完初中辍学的女孩约占60%。50岁以上的妇女文盲率达60%。同时，教育资源匮乏、缺乏有效的信息传播途径使得这个问题很难在短时间内得到解决。受文化水平的影响，农村妇女的自我发展能力提升受到限制。

项目地区留守妇女文化水平较低，接受外界信息的能力有限。因此，她们参与政治活动的认知度和主动接受外界职业技能培训的意识比较淡薄。72.8%的妇女没有参加过有组织的职业技能培训，仅20.3%的留守妇女曾参加过乡镇、村举办的各类农村实用技术培训，有技术特长的很少。考虑到项目地区的经济发展情况，得到外界职业技能培训的机会也十分有限。

（二）缺乏有效的致富手段，经济发展能力受限

金银滩镇和郭家桥乡的养殖业主要采用人工家庭式饲养方式，每户人家圈一块地进行分散式养殖。缺乏有效的养殖技术与规模，每户人家只能养殖数量很少的牛或羊等家畜。由于缺乏科学的养殖知识，导致养殖效率低下，一般情况下羊的养殖周期要半年以上，而牛的养殖周期往往要两年以上。造

成养殖成本大大增加，难以创造有效的经济价值。此外，由于缺乏规范化的养殖设施与条件，牛羊养殖地方卫生条件差，容易出现疫情，对养殖农户造成很大的损失。对于种植业，项目地区土地贫瘠，只能种植小麦、水稻和玉米等粮食作物。人均土地面积不足一亩，难以形成规模种植。每家每户小规模种植的小麦、玉米与水稻等粮食作物也很难创造出可观的经济价值。

其次，生产方式落后，养殖和种植业均采用传统方式。项目地区的种植户和养殖户基本没有接受过有组织的技能培训，主要是通过老辈传授，自身经验、亲朋好友、邻里之间的相互帮助传授种植、养殖技术，缺乏科学合理的技术指导，效率低下，很难满足科学种植、养殖发展的需要。

相比于交通便利的地区，金银滩镇和郭家桥乡相对偏远，交通不便，导致经济发展活力差，很难吸引资本投入。由于缺乏骨干支柱产业、社团组织及相应的妇女组织建制，活动室基本没有开展工作。亟待组织建立发展妇女活动工作，组织协调其他有妇女发展组织的乡镇帮助成立适合本乡村的组织，如养羊合作社、奶牛合作社等。

受自然条件、经济落后、风俗习惯等因素制约，项目地区妇女不能外出打工或者自主经营。首先，由于历史原因，农村家庭中推崇男尊女卑思想，妇女经常处于被动从属地位，思想观念保守、传统，在社会及家庭中的地位较低，难以享受到应有的权利。其次，在家庭经济生活中，妇女收入低，缺少生产经营决策权、参与权，无法走出家庭和外界沟通交流学习，导致妇女无经济来源或经济来源单一。最后，因农村家庭的户主均为男性，妇女无法获得银行和信用社的贷款，导致她们想创业也没有足够的资金支持。这些原因使得项目地区女性没有足够的经济决策权。

农村妇女虽然掌握着各自家庭的财权，但在涉及大额经济支出和活动时，还是由男同志说了算，妇女不能自作主张。虽然利通区的小额贷款机制已经基本完善，但是具体借贷需要银行做偿还能力与信誉度评估、户主签字（男方）和3~5户联保等手续才能实现。实际上，借贷过程中，男方起到决定性作用，而妇女没有独自借贷的能力。

（三）健康意识有待增强，健康水平有待提高

农村妇女由于受文化水平、封建思想观念的影响，健康医疗意识薄弱，自我保护能力差。基线调查中发现，项目地区75%的妇女没有进行过妇女健康检查，23%的女性感到身体不适时会去医院接受检查治疗，16%的女性感觉不适时选择置之不理，病情严重时才会去医院就诊。造成这些现象的原因是多方面的，首先是妇女思想观念陈旧，认为小病不就医，自己忍一忍就会好。其次是经济问题，看病意味着花钱，所以农村妇女会为了节约钱财选择自己不去看病就医。

金银滩镇和郭家桥乡卫生院有保健人员17人，其中55岁以上村级保健人员10人，占58.8%，村级妇幼保健人员老龄化严重，服务能力差，不能很好地发挥妇幼保健工作者的保健与宣传职能。同时，由于项目地区妇女文化程度低，自我保健意识差，受封建思想等因素影响，导致妇女主动保健意识不足，有病也不到医疗机构去治疗。在2012年的妇女病普查活动中发现，主动参与普查妇女只占本乡镇育龄妇女的9.6%。

（四）受传统影响，维权意识较差

由于地域与传统原因，农村地区妇女受教育程度低，法律意识淡薄。同时，农村地区一直受到不平等价值观念的影响，如男尊女卑、男主女从、男强女弱等。这导致项目地区男女不平等的观念深入妇女思想。因此，妇女在自身权益受到侵犯时，难以利用法律手段维护自己的合法权益。此外，农村地区家庭暴力经常发生，而妇女迫于家庭与社会的压力，往往选择忍气吞声。妇女在婚姻家庭关系中的财产权益得不到有效保障，难以依法获得法律援助

和司法救助。

表 4　项目村妇女家庭决策权力（%）

决定事宜	山水沟村			金川村		
	丈　夫	妻　子	夫妻共同	丈　夫	妻　子	夫妻共同
盖房子	28（28.87）	1（1.03）	68（70.10）	16（14.41）	1（0.90）	94（84.68）
买家电	11（11.34）	3（3.09）	83（85.57）	9（8.11）	11（9.91）	91（81.98）
孩子升学	8（8.25）	5（5.15）	84（86.60）	7（6.31）	3（2.70）	101（90.99）
经营方式	10（10.31）	23（23.71）	64（65.98）	19（17.12）	14（12.61）	78（70.27）
处理邻里纠纷	13（13.40）	21（21.65）	63（64.95）	22（19.82）	17（15.32）	72（64.86）
参加村委会选举	31（31.96）	6（6.19）	60（61.86）	28（25.23）	11（9.91）	72（64.86）
给老人钱物	7（7.22）	8（8.25）	82（84.54）	8（7.21）	9（8.11）	94（84.68）

（五）农村妇女家庭决策权力薄弱

由表 4 可以看出，在农村地区，关于家庭的相关事宜，均以夫妻共同决定为主。但是，对比丈夫和妻子所占决定权的比例发现，相比于女性，男性在家庭中拥有绝对的决定权。在盖房子和参加村委会选举方面，山水沟村男性占有绝对的决定权。在购买家电和孩子升学问题上，仍然是男性的决定权大于女性，而在田地的经营和处理邻里纠纷方面，女性的决定权高于男性。从金川村的调查结果可知，除买家电与给老人钱物外，男性在剩下所有的调查项目中都拥有更多的决定权。这种现象除与男女所从事的工作内容相关外，更体现了农村地区男女不平等的现实。男尊女卑的思想导致女性在家庭决策力方面人微言轻，很难具有话语权。

项目实施以后，上述问题虽然得到了一定程度的改善，但是并没有得到彻底解决。这些问题是在长久的历史进程中形成的，在农村妇女的思想中根深蒂固，并非一朝一夕就能够解决的。

五、促进农村妇女发展的对策措施与未来展望

（一）农村妇女发展的对策措施

1. 加强宣传与教育力度，改变传统观念

在宁夏农村地区，妇女普遍法制观念意识淡薄，妇女整体受教育水平较低，缺乏维权意识。因此，提高农村妇女整体素质，是提升妇女社会地位的基础，也是妇女权益保障的根本。当前首要的基础性工作是要加强基础教育，普遍提高妇女的受教育水平，尤其是要重视法制教育在农村妇女教育中的地位和作用。通过法制宣传和教育，树立广大农村妇女的维权意识，奠定她们参与农村事务管理的文化基础。着力培养农村妇女的参政意识，逐步提高她们参与农村社会事务管理的积极性和主动性，增强参政议政能力和主人翁意识。

2. 开展知识讲堂活动，普及健康知识

政府、卫生、妇联等部门要整合项目经费，把妇女健康普查纳入重要议事日程。多措并举，确保农村妇女能够增加免费健康普查的次数。针对健康普查后得出的结果，可以发放治疗常见疾病的药物，帮助其恢复健康。同时，要加大宣传力度，切实提高妇女参加体检的积极性，争取做到为每一位妇女建立相关的病例档案。对项目地区女性的身体情况进行跟踪，做到积极预防、及时治疗。

经常性组织健康知识讲座，特别是加强对一些常见的妇科疾病保健知识的教育，有效提升和转变农村妇女以前错误的健康理念，让她们意识到小病可能引起大病，使她们能够主动关注健康、关爱自我。同时对于常见病有初

步的认识与判断能力，在发病时能及时发现、及时就医。

3. 建立健全妇女维权网络系统

建立"妇女法律援助站"，完善村级维权网络，畅通维权渠道，为妇女的维权提供帮助，引导妇女合理合法地表达自己的利益诉求。特别是在农村离婚案件中，注重保护无过错方的财产权益，加大对有过错方的索赔力度，保护妇女在财产、土地等方面的合理诉求。

结合普法教育规划，将《婚姻法》《中华人民共和国妇女权益保障法》等法律常识纳入到对妇女的普法教育重点，在全村进行法律宣传和讲解。在妇女中形成遵纪守法、明理讲法、知荣明辱的观念，培养妇女的健康人格和文明的生活方式，同时也增强妇女的法律观念和自我保护意识，促进家庭和睦、邻里关系的融洽。

4. 充分利用妇女协会进行宣传，集中进行生产技能培训

在项目基础上，继续加强对妇女协会的发展及宣传。在全村范围内宣传妇女协会，吸引更多的妇女参与到自己感兴趣的妇女协会中。针对不积极参加培训的妇女，由妇女协会骨干及时对其进行疏导，找出原因所在。提高她们参加培训的意愿，使其真正认识到该项目对其以后发展带来的长远利益，树立信心。在以后的工作过程中，继续加强对项目村妇女的技术培训，增加培训次数。

5. 政府出台落实相关惠农措施，促进农村地区经济发展

受市场经济的影响，项目村的农副产品易受市场需求的影响，交易困难。为了解决此类问题，应该进一步落实和完善各项惠农政策，并且及时向村民提供市场信息，使农民了解市场需求，合理生产，从而真正增加农民收入。针对市场问题，可以形成产业链来发展生产，减小风险。政府及财政部门可以增设农民创业贷款项目，放宽限制，简化贷款手续，为农民自主创业提供

资金支持。相关职能部门、群团组织要用好用活政策项目，财政部门、金融机构要按照政策规定给予全力配合，使对农村自主创业的资金支持能落到实处，收到实效。

6. 积极进行农业结构调整，拓宽致富渠道

妇联组织要围绕农业结构调整把工作重点放在积极引导组织妇女针对市场，依托科技拓宽增收致富渠道。帮助广大农村妇女拓展视野，更新观念，引进新品种、新技术，积极参与特色农业生产，开展劳务输出，激发农村妇女的参与热情和创造精神，引导她们在新的领域实现增收致富。重点结合本地的自然资源等优势，因地制宜。建立合作组织，将特色产业做大做强，形成规模。

（二）农村妇女发展的未来展望

1. 农村妇女健康水平得到显著提高

项目实施期内，有效普及了女性健康知识，使得项目地区妇女对于健康知识有了初步了解，更为重要的是提高了女性的健康意识与理念。爱德妇女项目的实施对于提高全国农村地区女性健康水平起到了示范作用。在初步尝试的基础上，应该健全妇幼卫生服务网络，完善基层妇幼卫生服务体系，为妇女提供均等化的保健服务。加大专项资金投入，扩大宫颈癌、乳腺癌检查覆盖范围。切实提高农村妇女的健康水平与健康意识。

2. 消除女性贫困，实现可持续发展

长久以来，女性在家庭与社会中的弱势地位导致了她们经济能力薄弱的问题。项目通过建立妇女协会与增加小额创业贷款等手段，提高了项目地区妇女的职业技能与创业资金来源。应在吸取项目实施经验的基础上因地制宜，加大农村地区女性在经济建设中的主导性与角色性。制定和完善保障妇女平等参与经济发展、平等享有劳动权利的法规政策，确保妇女平等获得经济资源和有效服务。大力推动农业生产互助合作组织发展，提升农业生产规模和经营收益。围绕农产品产地初加工、休闲农业和乡村旅游等农村第二、第三产业发展，积极创造适宜农村妇女就业的岗位。开展便于农村妇女参与的实用技术培训和职业技能培训，帮助农村留守妇女和返乡妇女多种形式创业就业。支持金融机构、企业等组织与妇女组织合作，面向农村妇女开展金融服务和相关培训。最终做到消除女性贫困，实现农村妇女经济可持续发展。

3. 农村妇女决策和管理水平得到明显改善

通过大力宣传平等观念，项目地区的妇女对使用自己决策权的意识得到明显增强。此外，还可以开展多种形式的宣传，提高全社会的性别平等意识，以及对妇女在推动国家民主法治进程和促进两性和谐发展中重要作用的认识。面向农村妇女开展宣传培训，不断提高妇女民主参与意识和能力，鼓励和引导妇女积极参与决策和管理。在一系列宣传、培训措施的保障下，农村妇女逐渐参加到决策与管理活动中来，其决策与管理水平在将来会得到显著提高。

4. 健全法律建设与普法宣传，做知法懂法的新女性

将法律宣传深入到农村去，面对农村妇女进行不同形式的宣传活动，如举办法律大讲堂、印发宣传册等，使知法懂法的概念深入到农村妇女的意识中。在将来促进农村妇女知法懂法的道路上还应该不断完善保障妇女权益的法律体系。针对妇女权益保障中的突出问题，推动制定和完善相关法律法规，保障妇女在政治、文化、教育、人身、财产、劳动、社会保障、婚姻家庭等方面的权利。通过普法宣传，农村妇女明确了解了自己的权利，学会了利用法律手段捍卫自己的合法权益。俗话讲："授之以鱼不如授之以渔"，一旦农村妇女拥有了学法的意识，在将来的发展中将能够更加自主地学习各种法律法规，逐步提高法律意识，做知法懂法的新女性。

参考文献

[1] 韩俊. 新时代做好"三农"工作的新旗帜和总抓手 [J]. 求是，2018（5）：13-16.

[2] 闫文静. 乡村振兴战略与农村妇女发展研究 [J]. 乡村科技，2018（10）：29-31.

[3] 刘小楠.《中华人民共和国妇女权益保障法》认知状况研究 [J]. 云南大学学报（法学版），2013，26（2）：79-84.

[4] 周全德. 关于农村妇女发展问题的思考 [J]. 山东女子学院学报，2004（3）：14-15.

[5] 姬顺玉，邱云慧，郭小钰. 西北农村妇女发展现状透视——以甘肃省农村地区为例 [J]. 甘肃理论学刊，2006（5）：125-128.

[6] 咸迪勇. 中国农村妇女教育中存在的问题及对策 [J]. 中华女子学院学报，1994（2）：39-40.

[7] 宋晓蓝. 农村妇女发展面临的现实困境及对策 [J]. 中共云南省委党校学报，2007，8（5）：94-96.

[8] 肖丹桂. 留守妇女的法律权利的保护 [J]. 现代妇女（下旬），2013（2）：31-33.

[9] 姚德超，汪超. 农业女性化：农村妇女发展的机遇与挑战 [J]. 农业展望，2012，8（4）：32-35.

[10] 毛平，张禧，山国艳. 西部民族地区农村妇女发展特点及路径探析——以四川凉山彝族地区农村妇女发展为例 [J]. 贵州民族研究，2016（5）：57-60.

[11] 贺敏. 妇女发展与产业结构的关联性探析及实践意义——兼农村妇女小额担保贷款的简要经济分析 [J]. 山东女子学院学报，2013（5）：40-45.

后　记

　　爱德在宁夏已经走过了20余载的历程，从1997年开始的乡村医务人员培训项目，到2015年实施的妇女健康与权益保护项目，爱德始终秉持大爱，奉献关怀，心系宁夏基层医疗卫生事业，一直把宁夏农民的健康放在首位。其间，共为宁夏培养乡、村两级医疗卫生人员1673人，其中村医850人，占1996年村医人数的20%。针对当时宁夏绝大多数村医没有正规的卫生室，只能在自己家中炕头上看病的情况，爱德项目采取"三个一点"，即政府拿一点、爱德基金会筹一点、受益人出一点的共同参与形式，开展村卫生室建设工作，1997—2005年，共为宁夏援建村卫生室149所，为每所村卫生室配置了必需的医疗设备。这为2006年自治区政府在全区投资建设标准化村卫生室提供了可资借鉴的宝贵经验。项目还涌现出了杨志秀、海洋、梁芳丽、韩红霞等优秀村医。培本固元，为宁夏培养了一大批"留得住、用得上"的本土基层卫生人才。目前，宁夏标准化村卫生室已经全覆盖，村民不出村就能够享受到比较好的就医环境。20多年来，爱德项目在宁夏实施了乡村医生培训、村卫生室建设、科技扶贫项目（幽门螺杆菌根除技术和有机磷农药中毒防治技术推广），以及儿童健康保健综合服务、妇女健康与权益项目，为宁夏的农村卫生事业发展作出了积极的贡献。

本书以项目类型为切入点，以还原现场为特点，分别介绍了各项目的基本情况，将提炼总结的经验予以分享，同时认真分析总结项目开展中须改进的问题，进而提出对策和建议。在编写过程中，认真查找了当年的文件、珍贵的照片和原始资料；广泛征求了当年参与爱德项目有关工作人员的回忆，为本书最后完善与修订提出了宝贵意见。爱德基金会、自治区卫生健康委、宁夏医科大学公共卫生与管理学院、项目执行地区卫生健康行政部门和乡镇卫生院也对编写工作给予了大力支持与帮助，在这里一并表示衷心的感谢！

编写本书一是为了认真总结爱德项目实施 20 多年的工作，把当年为爱德项目所付出努力的那些人和事记录下来。二是传播和共享经验。尽管编著者尽了最大努力，但由于水平及时间有限，书中难免会有一些不妥之处，恳请各位同仁及读者批评指正。

编　者

2019 年 11 月